HEIDE STEIGENBERGER

Reizmagen

Richtige Ernährung bei Magendrücken,
Gastritis, Völlegefühl, Appetitlosigkeit, Sodbrennen,
Übelkeit, Blähungen, Aufstoßen
und bei anderen Verdauungsstörungen

Bildnachweis:

Emmerich Mädl (S. 37)
Peter Barci (S. 55, 65, 96, 71, 73, 87, 93, 101, 107, 109, 117, 123)
Willfried Gredler-Oxenbauer / Pichler Verlag (S. 79)
fotolia.de/Silvia Bogdanski (S. 95)
Hubert Liebenberger (S. 121)
iStockphoto.com/VikaRayu: Coverbild
Autorenfoto beigestellt
iStockphoto.com: alle restlichen Bilder

Impressum:

Autorin: Mag. Dr. Heide Steigenberger
Lektorat: Mag. Waltraud Wetzlmair-Zechner
Cover: Raimund Lhotak
Graphische Gestaltung: Beatrix Kutschera, www.atelier21.at
Technische Betreuung: Johann Kutschera, www.atelier21.at
Druck: General Druckerei GmbH, Ungarn

www.kneippverlag.com

ISBN: 978-3-7088-0570-2

Überarbeitete Auflage, Juni 2012

Die Informationen und Daten in diesem Buch
entsprechen dem Forschungsstand bei Redaktionsschluss.

Vorwort

Immer mehr Menschen leiden an Magen-(Darm)-Beschwerden. Hektik, Aufregung und Ärger können sich auf den Magen schlagen und verursachen einen Reizmagen. Meist sind die Ursachen Bewegungsmangel, falsche Essgewohnheiten und zunehmender Stress. Nervöse Reizzustände lösen Störungen aus, die meistens nur durch die Behebung der Ursache (Auslöser!) langfristig verschwinden.

Anzeichen eines Reizmagens sind Magendrücken („Als ob ein Stein im Magen liege"), Appetitlosigkeit, Völlegefühl, Übelkeit, Kopfschmerzen, Sodbrennen, Blähungen, Aufstoßen und andere Verdauungsstörungen.

Seit über 20 Jahren beschäftige ich mich mit magenfreundlicher Ernährung. Durch die intensive Auseinandersetzung mit der Verträglichkeit der Nahrung, durch die Einbeziehung des gesamten Lebensstils der Betroffenen sowie die Berücksichtigung von alternativen Heilmethoden neben der Schulmedizin konnte ich Betroffenen im Familien- und Freundeskreis nachhaltig zur Verbesserung des Wohlbefindens, zur Erhöhung der Lebensqualität bis hin zur Beschwerdefreiheit verhelfen.

Ich danke meinem Ehemann Johannes sowie meinen drei Töchtern Amelie, Leonie und Tiffanie, die mich alle immer großartig unterstützen und die die Freude meines Lebens sind.

Für Johannes, Amelie, Tiffanie und Leonie

Inhalt

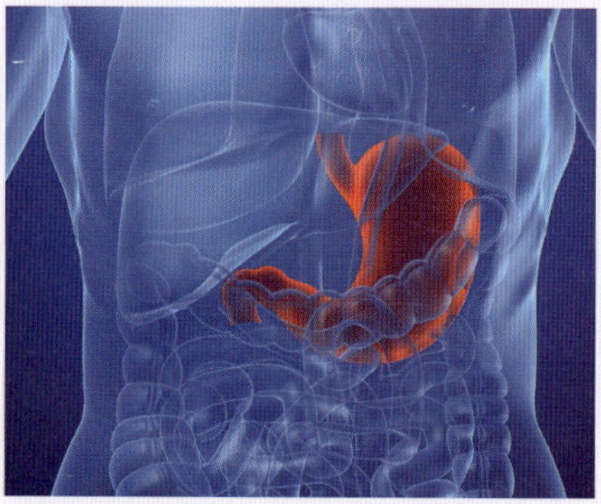

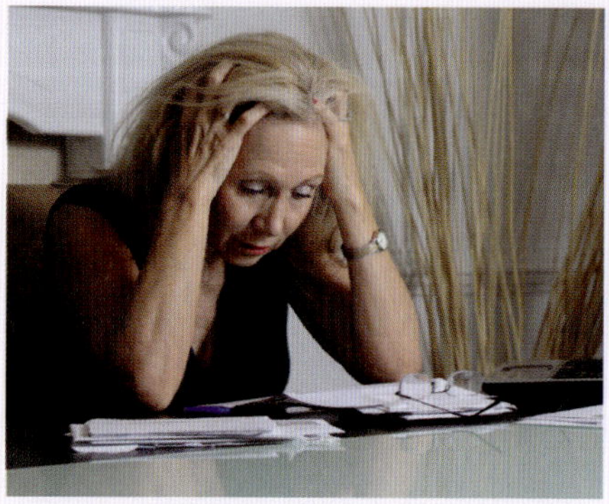

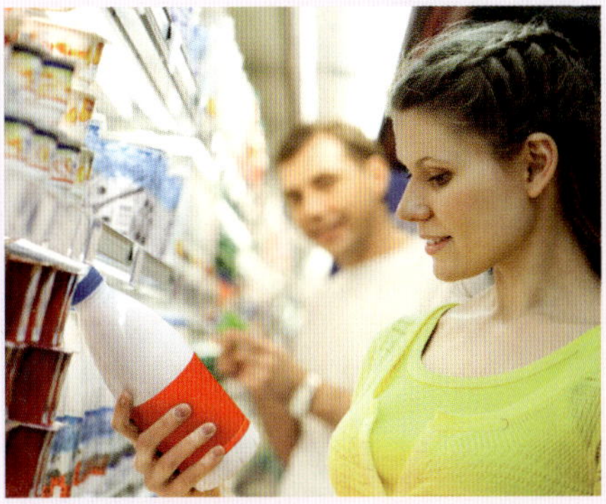

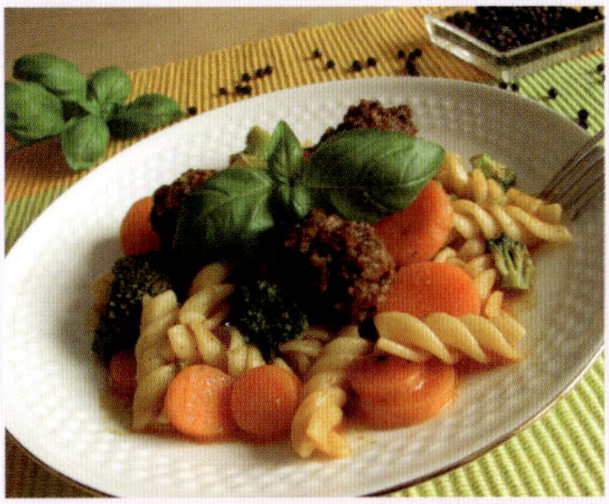

* Alle Rezepte sind für 4 Personen berechnet.

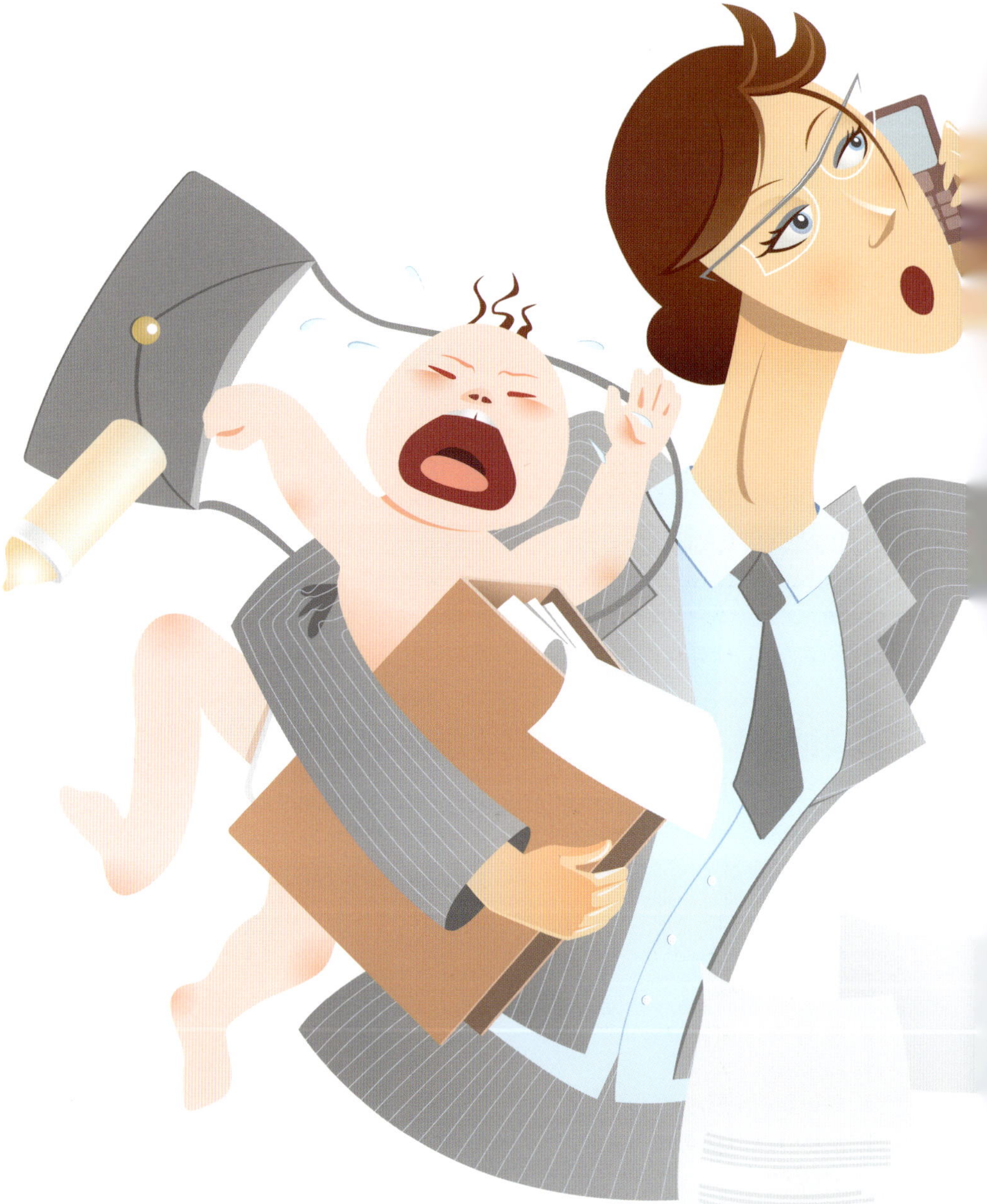

Einleitung

Wer schulmedizinisch seine Verdauungsorgane abklären lässt und letztlich die Diagnose „Reizmagen" erhält, weiß im ersten Moment nicht weiter. Wie soll man sich nun ernähren? Warum kann der Magen nicht gänzlich ausgeheilt werden und warum kann man sich anschließend nicht wie gewohnt ernähren? Bin ich jetzt mein Leben lang „magenkrank"?

Werden nun bei der Ernährung einige Grundregeln eingehalten und wird das Leben im Allgemeinen etwas stressfreier gestaltet, so wird es Ihnen bald besser gehen. Der Magen schreit auf, weil das Leben im Moment zu hektisch ist, zu stressig und zu ungesund für Ihren Organismus. Der Magen als zentrales Organ meldet deutlich, dass der derzeitige Lebensstil nicht gut für ihn ist und bittet um nettere Behandlung.

Wenn Sie diesen Aufschrei ernst nehmen, die Ernährung umstellen und versuchen, den Alltagsstress zu reduzieren, werden Sie sich rasch besser fühlen und außerdem in hektischeren Zeiten wissen, wie Sie Magenproblemen vorbeugen (z. B. durch Schleimkuren bzw. durch das Vermeiden von magenbelastenden Speisen) und ab und zu auch „Verbotenes" essen können. Sie werden bemerken, dass sich durch das Einhalten einiger Ernährungsregeln Ihr Leben an sich entschleunigt und stressfreier wird.

Dieses Buch soll Ihnen dabei helfen, den für Sie optimalen Weg zu finden, um Ihren nervösen Magen zu beruhigen.

DIE GRUNDPRINZIPIEN FÜR EINE SCHONENDE MAGENBEHANDLUNG, DIE SIE SICH IMMER VOR AUGEN HALTEN SOLLTEN, LAUTEN:

- Nichts Rohes
- Nichts Gebackenes/Frittiertes
- Nichts Fettes
- Nichts Geröstetes/Geräuchertes
- Nichts Süßes
- Kein Alkohol, kein Nikotin
- Nicht mit Salz würzen, sondern mit Kräutern
- Den Magen nicht überlasten, aber dennoch beschäftigen

Verweildauer im Magen	Nahrungsmittel
1 Stunde	Wasser
	Kaffee
	Tee
	Zuckerlösung
	Bier
	Wein
	Colagetränke
2 Stunden	Kakao
	Kaffee mit Sahne
	Semmeln
	Weißbrot
	Forelle
	Karpfen
	Rindssuppen
	Reis
3 Stunden	Buttersemmeln
	Butter
	Weiche Eier
	Kartoffeln
	Zartes Gemüse
	Äpfel
4 Stunden	Wurst
	Schinken
	Kalbsbraten
	Beefsteak
	Rührei
	Bratkartoffeln
5 Stunden	Geflügel
	Wild
	Bohnen, Erbsen, Linsen
	Gurkensalat
	Pommes frites
6 Stunden	Speck
	Heringssalat
	Pilze
	Thunfisch
7 Stunden	Ölsardinen
	Gänsebraten
	Schweinestelze

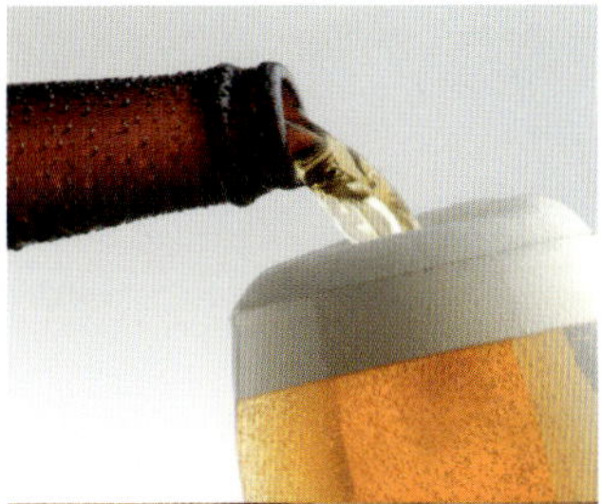
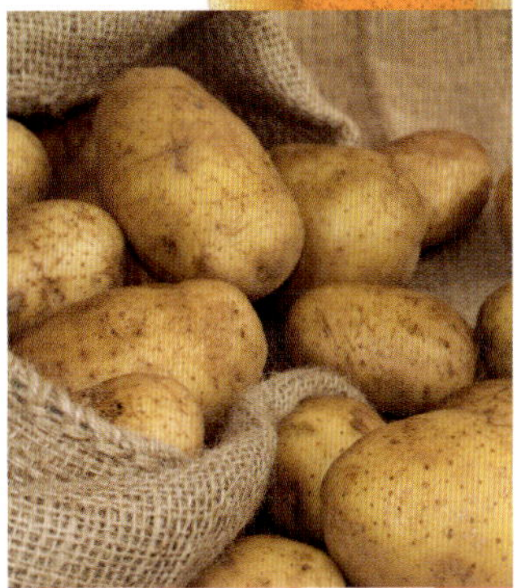
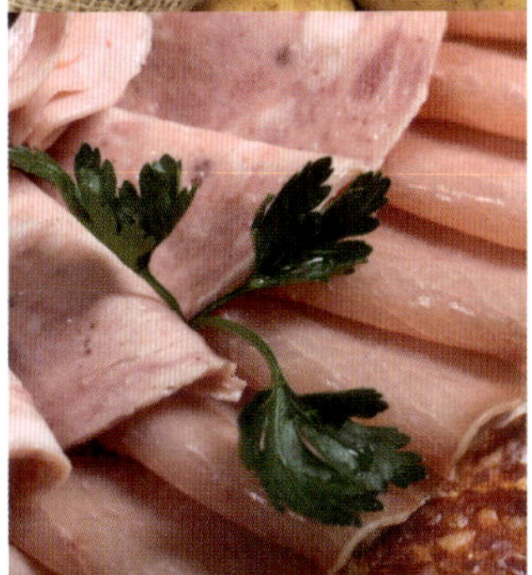
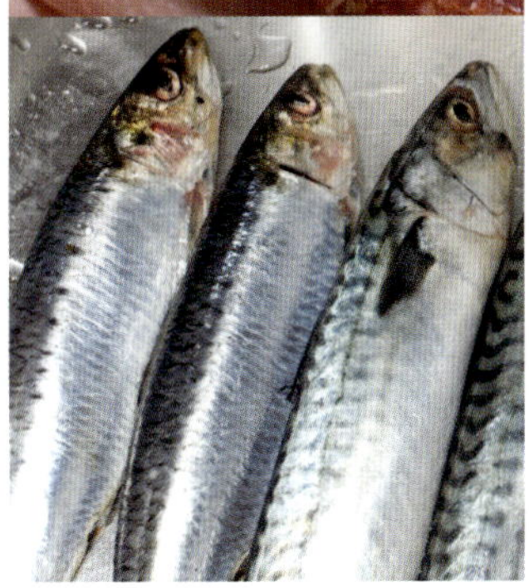

(Tabelle nach Karl F. Maier, Sodbrennen und Gastritis)

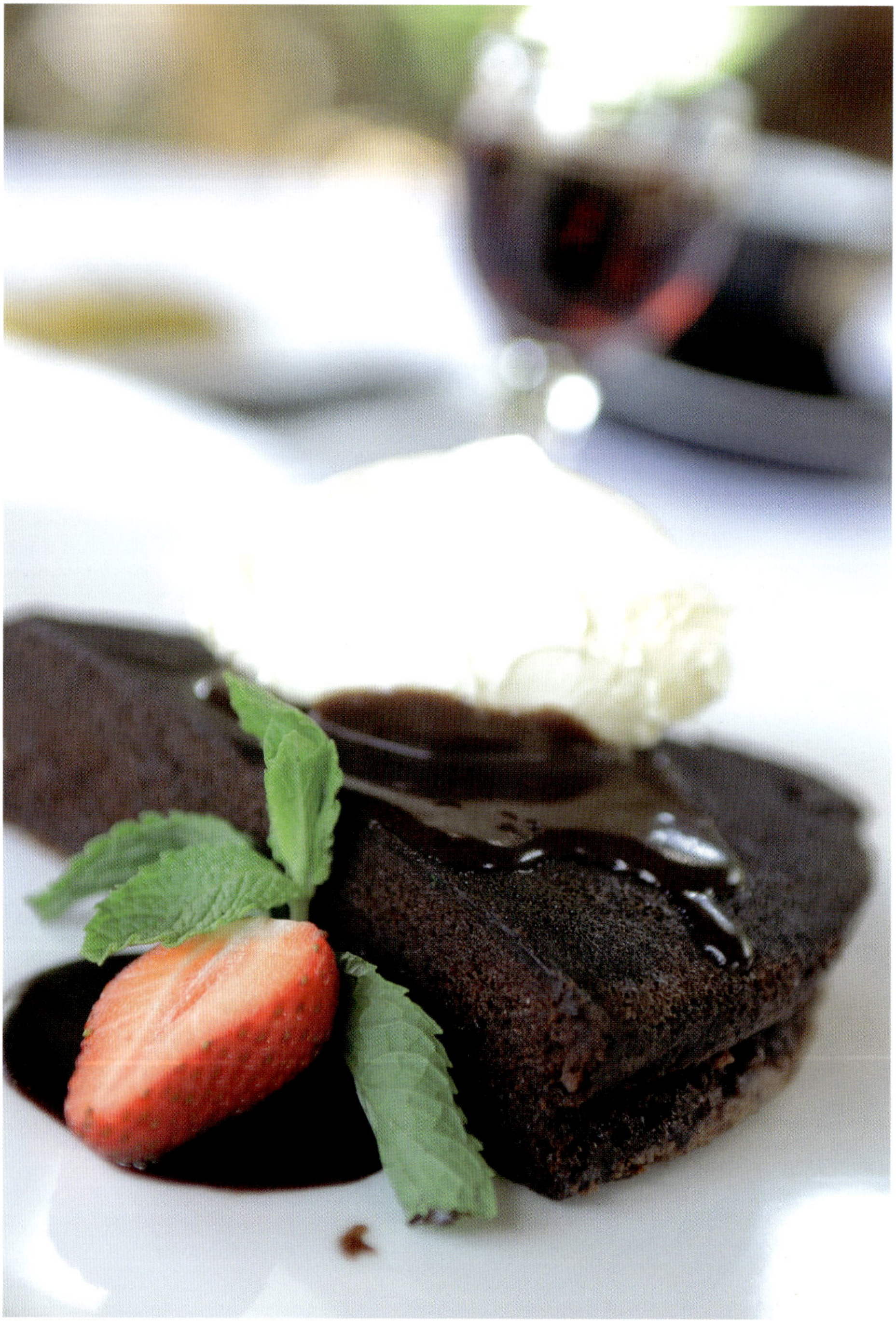

Säure-Basen-Gleichgewicht

Insbesondere im Winter entsteht oftmals eine **Übersäuerung** durch zu viel Süßes. Zur Erhöhung des Säureanteils kommt es außerdem durch zu viel Fleischkonsum und durch Stress. Folgen der Übersäuerung können Gicht oder Rheuma sein, bei Personen mit **einem empfindlichen Magen** kann es zudem auch zu einem unangenehmen Reflux (Rückfließen der Magensäure in die Speiseröhre) mit Sodbrennen und Saurem Aufstoßen kommen.

Der Körper benötigt große Mengen an **Basen** (Laugen), die im Blut die im Stoffwechsel anfallenden Säuren binden. Der Überschuss an Basen wird an die Verdauungsdrüsen abgegeben und zur Bildung der **basischen** Verdauungssäfte, wie Gallensaft, Dünndarmsaft und Bauchspeicheldrüsensaft, herangezogen.

Der menschliche Körper ist bestrebt, ein **biologisches Gleichgewicht** zwischen Säuren und Basen aufrechtzuerhalten (Säure-Basen-Haushalt). Der pH-Wert des Blutes bleibt dabei konstant bei 7,4. Der übrige Organismus bildet einen Puffer, das bedeutet, dass er vorübergehend Säuren und Basen speichern kann.

Beim Verzehr von Eiweiß entsteht **Harnsäure**. Zu den säureüberschüssigen Nahrungsmitteln zählen Fleisch, Wurst, Eier, Käse, Hülsen- und Zitrusfrüchte und Erdnüsse. Davon sollte wenig gegessen werden. **Basenlieferanten** sind Gemüse, Kartoffeln, Salat, reifes Obst und Gewürzkräuter.

Die raffinierten Kohlehydrate (Weißmehl und Zucker) sowie geschältes Getreide sind **Basenräuber**. Alles, was Sie zu viel essen, wird außerdem auch zur Säure.

Nicht nur über die Nahrung wird Säure aufgenommen, sondern auch bei Muskeltätigkeit entsteht Milchsäure.

Der Zwölffingerdarm

Der Zwölffingerdarm (Duodenum) hat seinen Namen aufgrund seiner **Länge**: Zwölf Finger quer aneinandergelegt ist die Länge dieses Darmabschnittes. Es ist ein kleiner U-förmiger Schlauch, der sich links an die Bauchspeicheldrüse schmiegt und rechts an die Unterfläche der Leber reicht. Im absteigenden Teil des Zwölffingerdarms münden der Gallengang und der Säfte zuführende Gang der Bauchspeicheldrüse. Dort beginnt auch die **Nahrungszerlegung**.

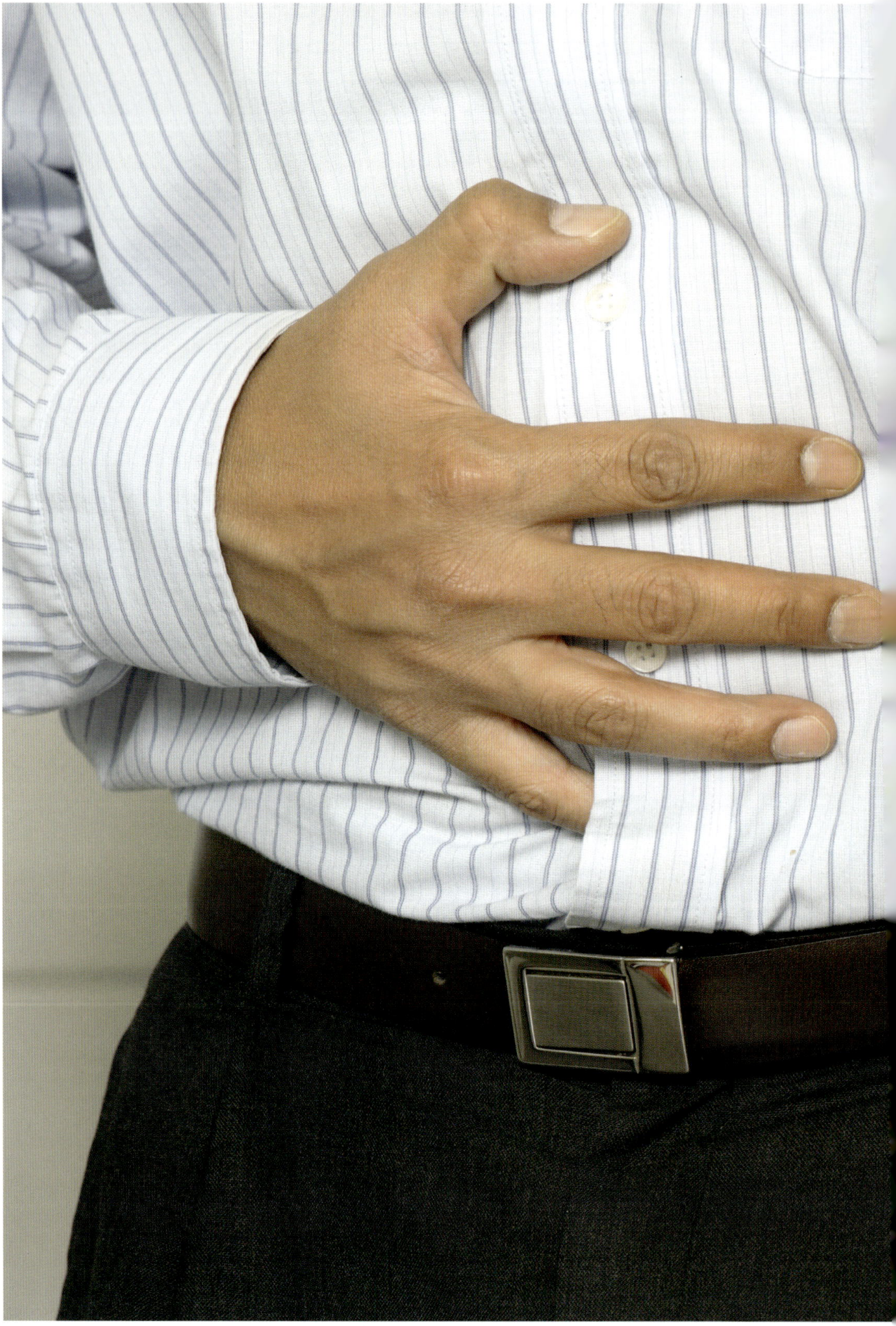

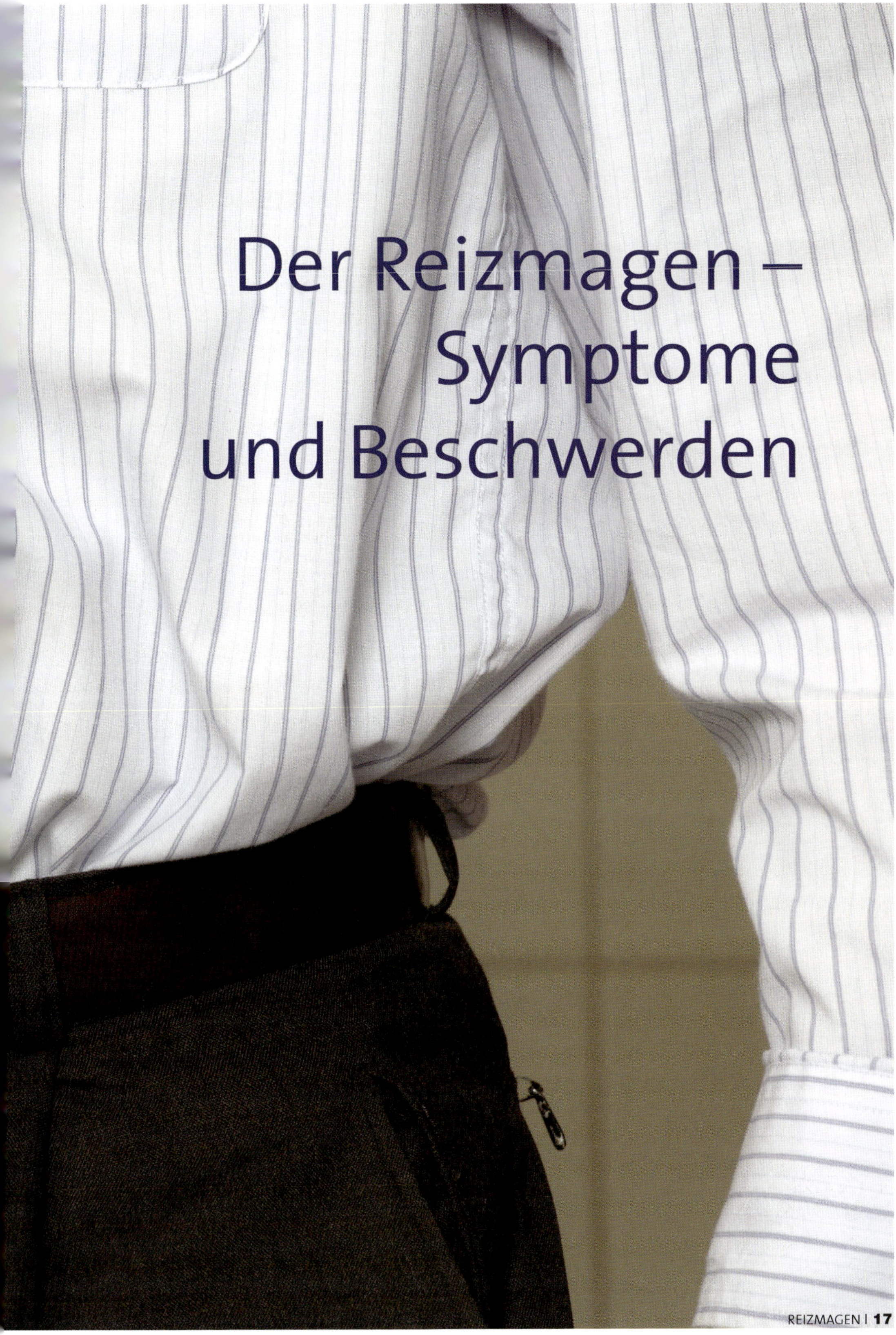

Der Reizmagen – Symptome und Beschwerden

Welche Beschwerden verursacht ein empfindlicher Magen?

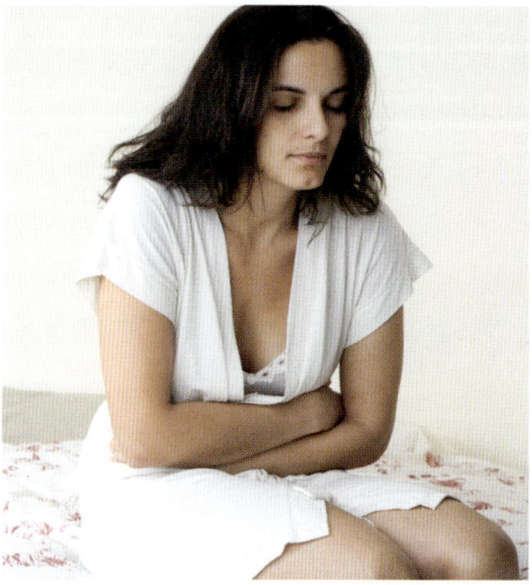

- Druckschmerzen im Oberbauch
- Übelkeit
- Erbrechen
- Völlegefühl
- Blähungen und Fettempfindlichkeit
- Appetitlosigkeit
- Sodbrennen (Reflux)
- Durchfall
- Kopfschmerzen nach dem Essen
- Gefühl, einen Stein im Magen zu haben
- Druckgefühl, das sich in die Herzgegend projiziert
- Verstärkung der Beschwerden durch seelische und/oder körperliche Belastung und jede Art von gefühlsmäßig erlebter Überlastung, Gefühlsaufwallungen
- Verstärkung der Beschwerden durch wenig bekömmliche Nahrung (Kantinenessen, Hausmannskost, Fast Food, Kaltverpflegung u. Ä.)

Häufig entstehen aber auch **Beschwerden**, die auf den ersten Blick nicht immer mit dem Magen und der Ernährung in Verbindung gebracht werden. Dazu zählen die folgenden zusätzlichen **Reizmagen-Symptome:**

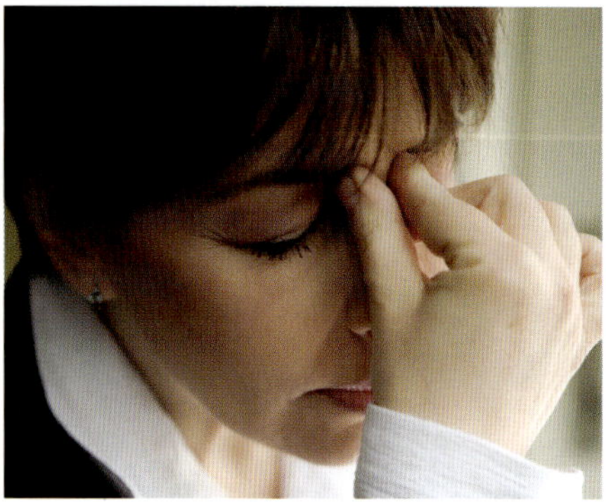

- Müdigkeit, rasche Ermüdbarkeit
- Konzentrationsschwäche
- Migräne, Kopfschmerzen
- Schwindel
- Schlafstörungen
- Schwitzen
- feuchte Hände
- schwankender Blutdruck
- Kollapszustände

Diese angeführten Beschwerden dauern meistens **einige Tage**, sind in ihrer Stärke nicht berechenbar und klingen – auch ohne Behandlung – plötzlich wieder ab. Eine sichere Periodik lässt sich meist nicht feststellen.

DENKEN SIE BEI MAGENBESCHWERDEN AUCH AN DIE FOLGENDEN FAKTOREN, DIE AUF IHR WOHLBEFINDEN GROSSEN EINFLUSS HABEN KÖNNEN:

- Erbliche Faktoren
- Akute oder langanhaltende Stress-Situationen
- Infektionskrankheiten
- Operationen
- Seelische Dauerbelastungen mit ungelösten oder unlösbaren Konflikten
- Ärger, Angst, Frustration
- Unausgeglichene Lebens- und Ernährungsweise

Medizinische Abklärung der Magenbeschwerden

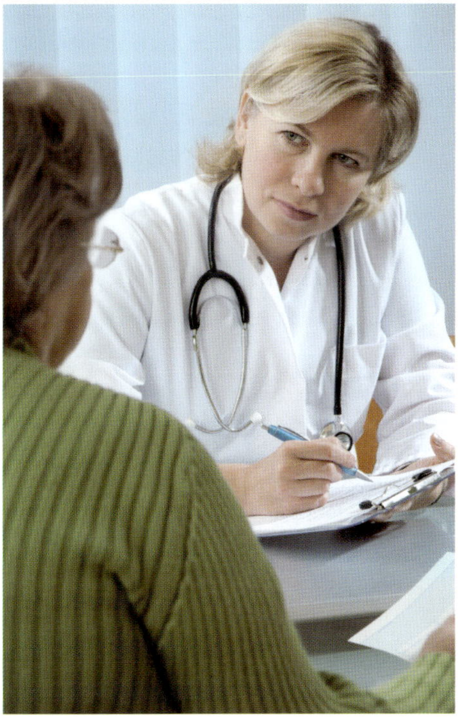

Bei Magenbeschwerden, die länger andauern, sollte immer ein Arzt konsultiert werden, um ernste Erkrankungen (Geschwür, Karzinom, Gastritis ...) auszuschließen.

Nach einer eingehenden Untersuchung durch den behandelnden Arzt wird oftmals die Diagnose **nervöser Magen bzw. Reizmagen** gestellt. Organisch sind die Verdauungsorgane gesund, allerdings hat man **Magenbeschwerden**. Es kann sich somit um eine einfache Verdauungsstörung handeln, der Magen kann in seiner Funktion vorübergehend gestört sein oder die Beschwerden haben ihre Ursache in einer gesteigerten und nicht bewältigbaren nervösen Anspannung (Stress).

FOLGENDE UNTERSUCHUNGSMETHODEN KÖNNEN BEI MAGENBESCHWERDEN ANGEWENDET WERDEN:

- Magenspiegelung, Gastroskopie
- Ultraschall, Sonografie
- Ultraschall-Spiegelung
- Röntgen
- Computertomografie, Magnetresonanz, radioaktive Methoden
- Labor (u. a. Abklärung des Helicobacter pylori)

Bei einer eingehenden medizinischen Untersuchung können natürlich auch ganz spezifische Magenerkrankungen diagnostiziert werden, die einer intensiven ärztlichen Behandlung bedürfen.

Gastritis

Von einer Gastritis spricht man dann, wenn es zu einer entzündlichen Veränderung der Magenschleimhaut kommt. Dies kann unterschiedliche Ursachen haben. Man unterscheidet drei Typen von Gastritis:

A-Gastritis: Antikörpergastritis oder Immungastritis.
Hier produziert der Organismus Abwehrkörper gegen die eigene Magenschleimhaut.

B-Gastritis: Ausgelöst durch Helicobacter pylori.

C-Gastritis: Entsteht durch Gifte und chemische Einflüsse.

Eine Gastritis weist im **akuten Stadium** eine wässrig geschwollene und fleckig oder gestreift gerötete Schleimhaut auf. Unbehandelt ist hier längerfristig ein Schleimhautschwund möglich, es kann auch zu gutartigen Wucherungen (Polypen) oder zu krebsartigen Entartungen (Karzinom) kommen.

Magengeschwür

Weiters muss abgeklärt werden, ob ein **Geschwür** vorhanden ist. Ein Geschwür kann immer dann entstehen, wenn das **Gleichgewicht** zwischen den abwehrenden, schleimhautschützenden und den aggressiven, schleimhautzerstörenden Umständen kippt.

Schleimhautzerstörer (Aggressoren)	**Schleimhautschützer**
Salzsäure	Magenschleim
Pepsin (eiweißandauender Stoff)	Bicarbonat (Natrium)
Gastrin (Magenhormon)	Prostaglandin E (hormonähnlicher Stoff)
Galle	Ausreichende Durchblutung und Regeneration der Schleimhautzellen
Nikotin	
Alkohol	
Rheumamittel	
Kortison	
Seelischer Stress	

(Tabelle nach Karl F. Maier, Sodbrennen und Gastritis)

MERKE

Wird die Diagnose Gastritis bzw. Magengeschwür gestellt, gelten dieselben **Ernährungsregeln** (siehe S. 47) wie für den Reizmagen, um eine Ausheilung zu ermöglichen. Falsche Ernährung kann trotz Medikamenteneinnahme eine Gastritis oder ein Magengeschwür immer wieder aufflackern lassen.

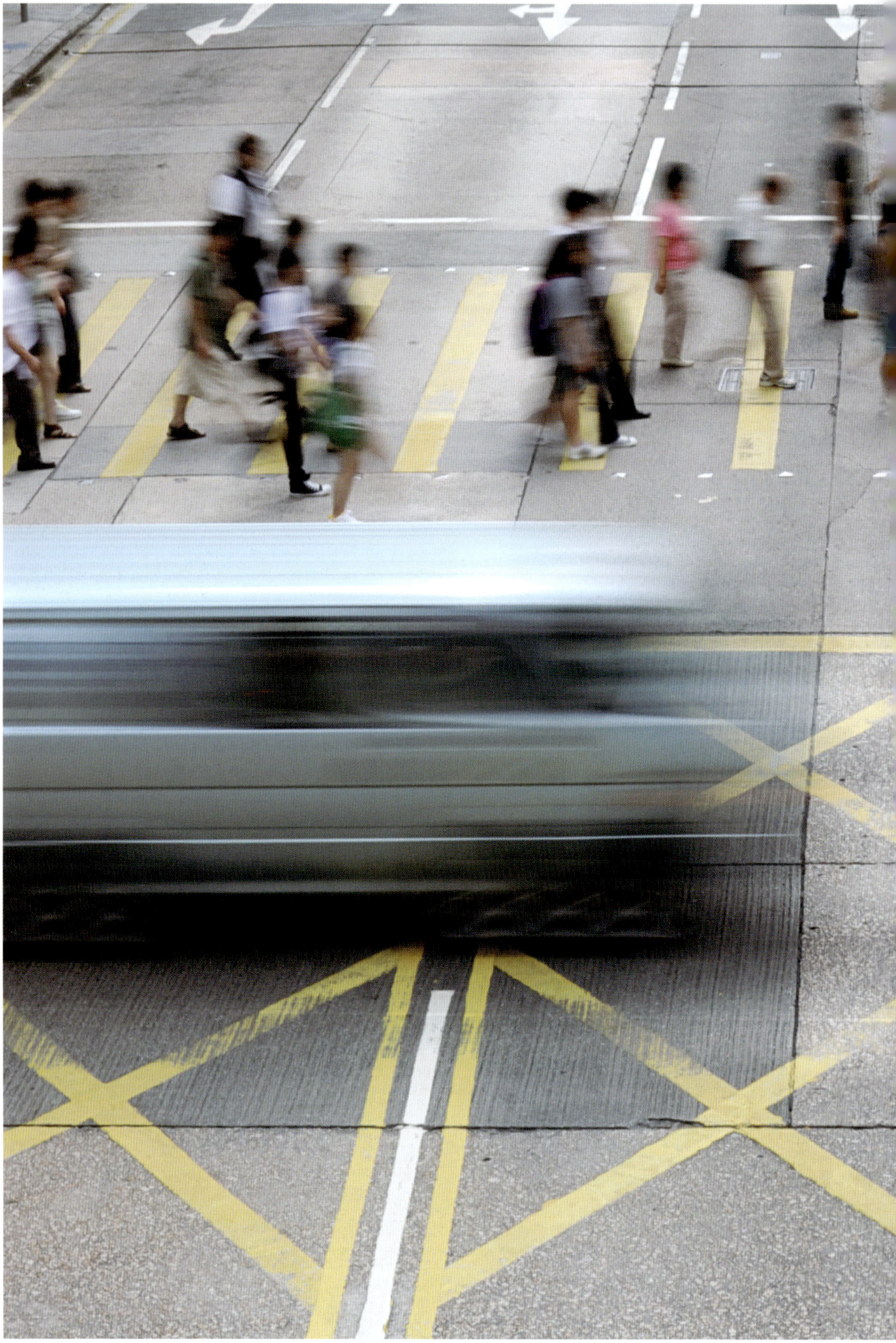

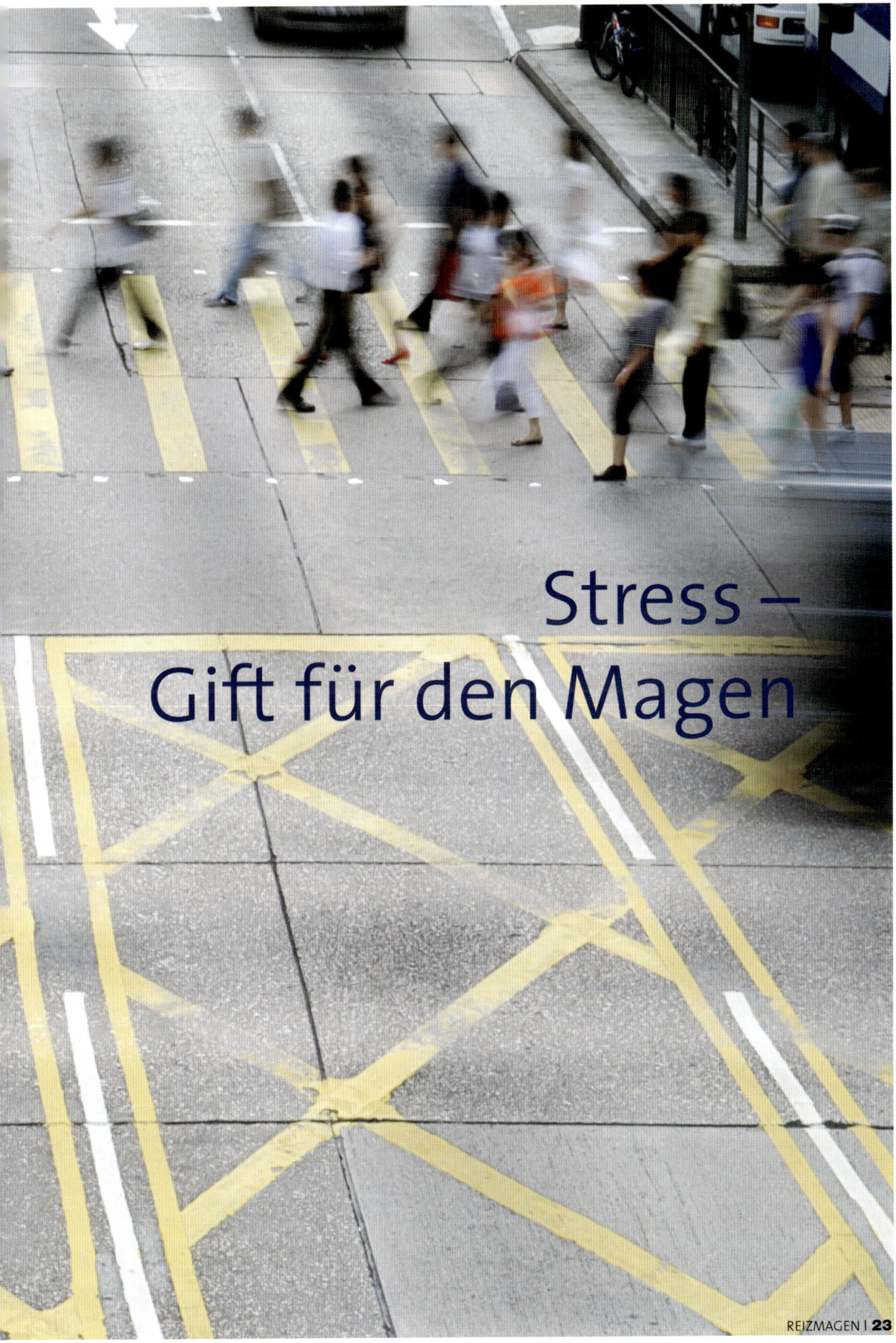

Stress – Gift für den Magen

Viele Magen-Patienten erfahren von ihrem behandelnden Arzt, dass sie unter **stressbedingten Magenbeschwerden** leiden und ein stressfreieres Leben führen sollten. Leichter gesagt als getan.

Was ist Stress?

Im heutigen Sprachgebrauch bedeutet Stress, dass wir uns unwohl und unter Druck gesetzt fühlen. Grundsätzlich ist der Begriff „Stress" wertneutral, es gibt positiven (Eustress) und negativen (Disstress) Stress. Stress ist eine **lebensnotwendige Anpassungsreaktion** des Körpers an jede an ihn gerichtete Anforderung. Wir können diese Reaktion nicht beeinflussen, sie läuft automatisch ab. Es hängt von unserer persönlichen körperlichen und geistig-seelischen Verfassung ab, wie viele Stressoren (Anforderungen) wir verkraften.

Die Nebenniere produziert im Stresszustand vermehrt die **Stresshormone** Cortisol und Adrenalin, durch die bestimmte körperliche Veränderungen ausgelöst werden. Die Atmung wird schneller und auch flacher, die Muskeln spannen sich an, der Blutdruck steigt und der Stoffwechsel verlangsamt sich. Dieser Mechanismus hilft uns, in Gefahrensituationen zu überleben: Bei Gefahr ist der Körper auf Flucht oder Kampf ausgerichtet.

Auch unsere **Grundbedürfnisse** wie Hunger, Durst oder Müdigkeit erzeugen Stress. Erwachsene unterdrücken diese Bedürfnisse oft, während Babys und Kleinkinder noch nicht „warten" können und lauthals auf ihre Grundbedürfnisse aufmerksam machen, wenn sie sie wahrnehmen.

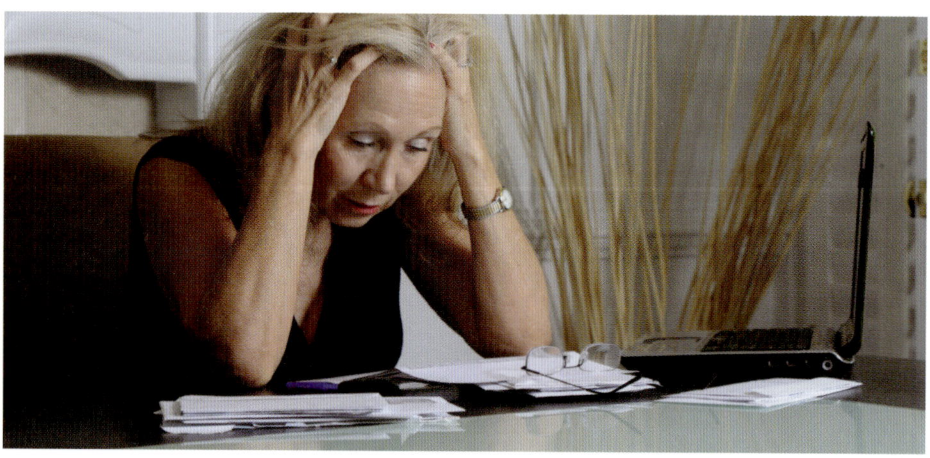

Stresshungerer und Stressesser

Stress hat Auswirkungen auf das **Essverhalten:** Man unterscheidet Stresshungerer und Stressesser.

MERKE

Stresshungerer bringen bei Stress keinen Bissen hinunter und ihre Kehle ist wie zugeschnürt. Hingegen führt Stress bei **Stressessern** zu einem Mehressen: Sie belohnen bzw. beruhigen sich mit Essbarem.

Auch der Stressor, also der Auslöser von Stress, hat Auswirkungen auf das Essverhalten: Sehr **starke Stressoren**, wie z. B. der Tod eines Angehörigen, führen eher zur Essensverweigerung, während **leichte Stressoren**, wie z. B. Termindruck oder Lärm, zum Mehressen verleiten.

Stresshungerer

Intensive Emotionen und besonders **starke Stressreize** führen üblicherweise zur Essensverweigerung.

- Viele Menschen müssen nach dem Verlust eines Familienangehörigen (Scheidung, Tod) zur Nahrungsaufnahme regelrecht gezwungen werden.
- „Verliebte leben von Luft und Liebe“: Auch positive Emotionen, wie z. B. das Verliebtsein, können das Essverhalten hemmen.
- Kranke Menschen oder Menschen mit besonderer körperlicher Belastung leiden oftmals an Appetitlosigkeit.
- Kinder essen üblicherweise nichts, wenn sie sich gestresst fühlen. Die Kehle ist wie zugeschnürt, sie fühlen sich schlecht, so, als ob sie sich erbrechen müssten.
- Typische Stresshungerer findet man in den oberen Führungsetagen, wo die Manager keine Zeit zum Essen finden. Anders als die richtigen Stresshungerer nehmen diese Betroffenen aber meist abends eine große Essensmenge zu sich, oftmals verbunden mit einer ungesunden Nahrungsmittelauswahl.

Stressesser

Vor allem **negative Gefühle** führen zum Essen in Stresssituationen. Sehr oft haben die Betroffenen im Laufe ihres Lebens gelernt, durch eine Nahrungsmittelaufnahme stressige Situationen zu bewältigen. Es lernen schon Säuglinge, dass Essen nicht nur sättigt, sondern auch **trösten und beruhigen** kann. Größere Kinder erhalten mitunter Essen bzw. Süßigkeiten als Trostpflaster oder Belohnung, wodurch einzelne Nahrungsmittel eine besondere Bedeutung erlangen – dies ist für das weitere Leben prägend.

Erwachsene greifen häufig zu schnell verfügbaren Snacks, die in Büros (in Schubladen) bzw. zu Hause (im Küchenkästchen) oft griffbereit liegen. Leider ist dieses dauernde Essen, das schnelle In-sich-hinein-Essen, gesellschaftlich voll anerkannt und es stößt sich niemand an Snack-Essern

- in öffentlichen Verkehrsmitteln (z. B. Schulkinder auf dem Heimweg verzehren noch rasch eine Tüte Chips)
- auf der Straße (z. B. Erwachsene verschlingen Snacks auf der Straße beim Hetzen von einem Termin zum nächsten)
- während der Arbeit und des Spiels (z. B. Schokoriegel am Schreibtisch, Kekse und Bonbons auf dem Empfangstresen zur Entnahme, Schokolade auf dem Spielplatz etc.).

Eine besondere Form des Stressessers ist der **Belohnungsesser** bzw. der Genießer: Dieser Mensch gönnt sich nach einem stressigen Tag abends ein besonders schönes Essen, z. B. in einem teuren Restaurant. Es lohnt sich also der Stress, um sich abends etwas leisten zu können. Meist wurde dieses Verhalten in der **Kindheit erlernt**, indem gute Leistungen mit gutem Essen belohnt wurden.

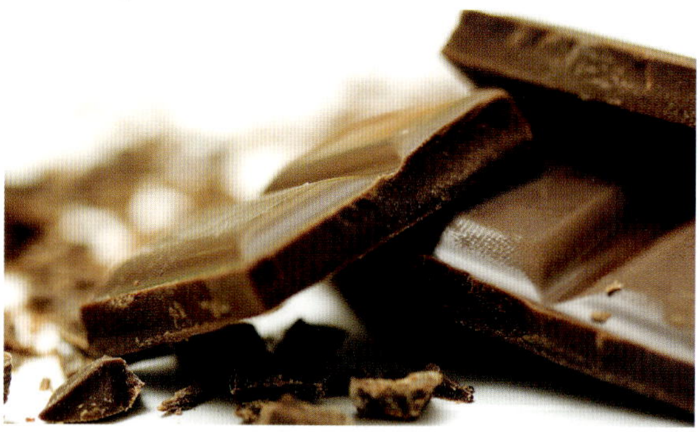

MERKE

ZU DEN HÄUFIGEN STRESS-NAHRUNGSMITTELN GEHÖREN:

- Eis, Schokolade
- Popcorn, Chips, Salzgebäck
- Burger, Pizza
- Wurstsemmel, Käseweckerl
- Obst

Nicht nur das Essen, das in Stresssituationen meist zu sich genommen wird, kann sich auf den Magen schlagen. Auch der Stress selbst:

Denken Sie an die **Redewendungen** „Mir ist der Appetit vergangen", „Das schlägt sich auf den Magen" oder „Ich kriege keinen Bissen runter".

Jahrelange Stressbelastung hinterlässt oftmals Spuren: Der Magen schreit auf und möchte gepflegt werden. Da dies allerdings meist eine **Umstellung des Lebensstils** und der Ernährungsgewohnheiten verlangt, wird hier zuallererst zu **Medikamenten** gegriffen. Erst wenn die Betroffenen feststellen, dass sie damit nicht ans Ziel – nämlich der Beschwerdefreiheit – gelangen, sind sie bereit, größere Änderungen ihrer Verhaltensweisen zu überdenken.

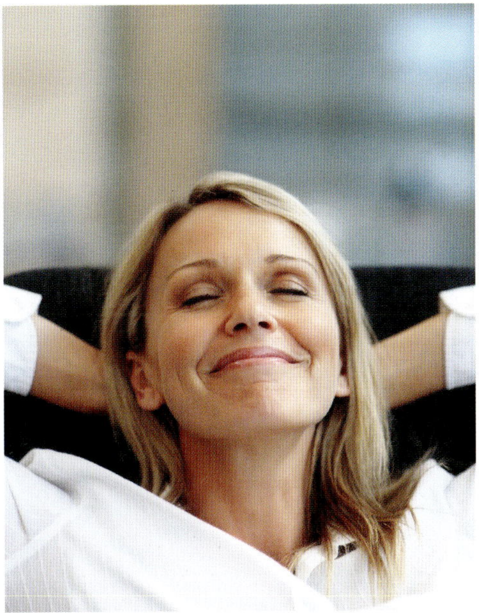

Nicht nur im Beruf, sondern oft auch in der **Freizeit** stehen viele Leute unter negativem Stress (Disstress). Sie haben einen vollen Kalender, absolvieren in der freien Zeit viele Termine und haben keine Zeit zum Müßiggang. Richtig abschalten und auf neue Gedanken kommen kann nur derjenige, der nicht unter Druck steht, derjenige, der auch einmal die Zeit vergessen kann.

Wann haben Sie zuletzt einfach nur in den Tag hineingelebt, ohne bereits in der Früh zu wissen, was genau heute alles zu erledigen ist? Genau das sollten Sie vermehrt an Ihren freien Tagen tun!

Wie kann ich Stress vermeiden? – Stressreduktoren

Es ist wohl kaum möglich, den Stresssituationen des Alltags gänzlich aus dem Weg zu gehen. Aber es gibt Methoden und Techniken, um Stress zu reduzieren.
Folgende Empfehlungen können helfen, Stress abzubauen:

- Stressfaktoren **eruieren und notieren:** Wo sind Sie täglich gestresst? Was bereitet täglich Unbehagen? Was davon kann geändert werden?
- Teilen Sie die möglichen Änderungen **in drei Gruppen** ein: Was kann sofort, was in Kürze, was nur sehr schwer geändert werden?
- Gibt es Arbeiten, die Sie an andere Personen **delegieren** können? Die vielleicht gar nicht erledigt werden müssen? Machen Sie sich selbst Stress durch unnötige Arbeiten bzw. durch übertriebenen Perfektionismus? Nehmen Sie Unterstützung von außen an.

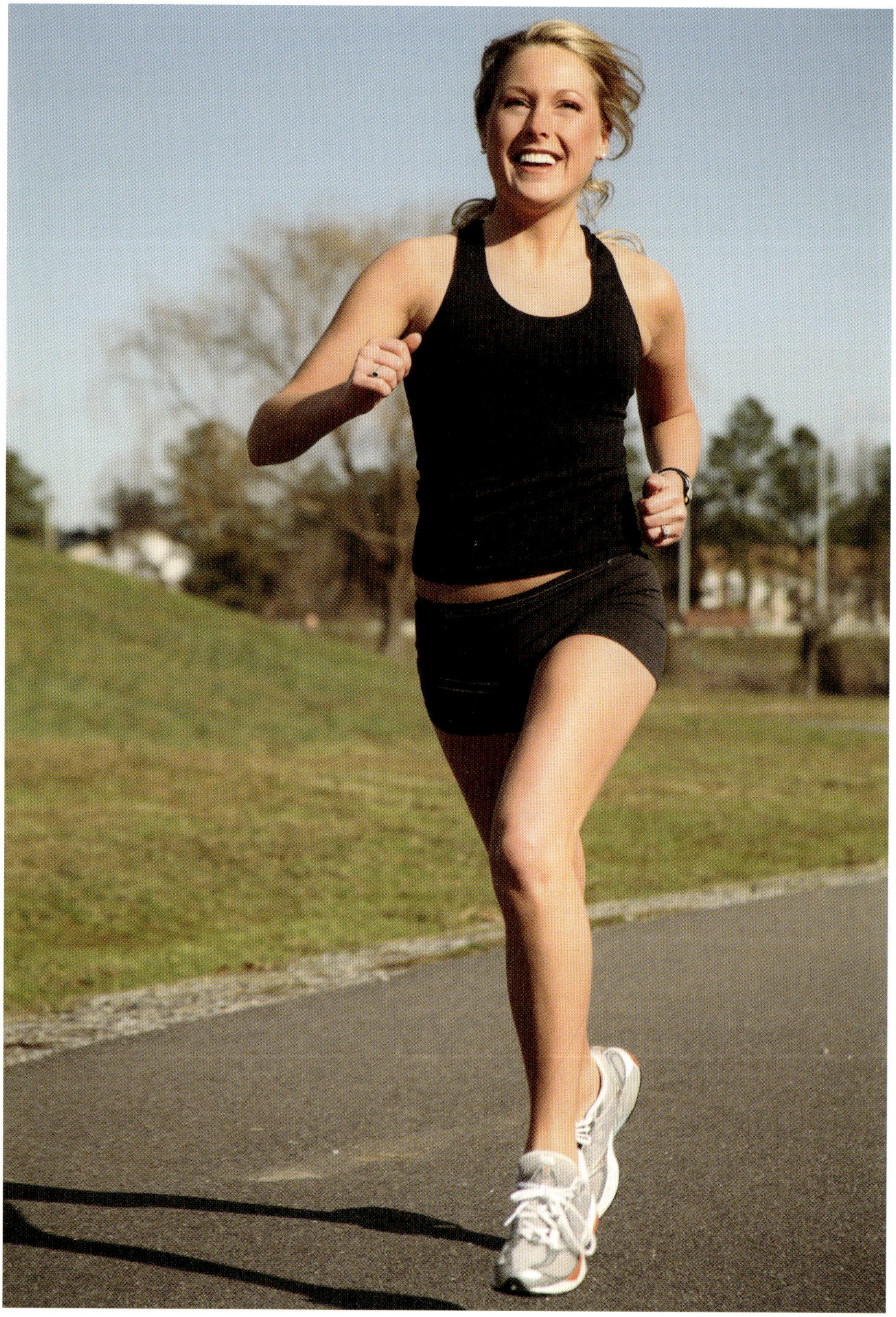

Sport

Sport zu betreiben, ist ein ausgezeichnetes Mittel, um Stress abzubauen und ausgeglichener zu werden.

MERKE

Der Spruch: „Den Problemen davonlaufen“ stimmt, manche Probleme bleiben wirklich auf der Laufstrecke liegen!

Laufen ist ein besonderes Mittel, um Stress abzubauen bzw. vorzubauen: Man ist an der frischen Luft, bewegt sich, „läuft dem Stress, den Problemen davon“, wird im Kopf klarer, ist beschäftigt und doch frei. Man tut etwas Gutes für sich, ist mit sich selbst beschäftigt. Es kostet nichts (außer einem Paar guter Laufschuhe), man kann es jederzeit und überall durchführen, ist terminunabhängig.

Beim Laufen wird das Herz leistungsfähiger, die Lunge kräftiger, das Blut bekommt mehr Sauerstoff zugeführt, die Arterien werden elastischer, der Kreislauf wird verbessert und im Gehirn werden Endorphine, die sogenannten Glückshormone, ausgeschüttet.

Ebenso wie das Laufen sind das **Radfahren** und das **Schwimmen** zum Stressabbau hervorragend geeignet.

Richtiges Zeitmanagement

Durchforsten Sie Ihren **Terminkalender** und streichen Sie alle Termine, die nicht unbedingt erledigt werden müssen. Überlegen Sie, welche Arbeiten **delegiert** werden bzw. vereinfacht ausgeführt werden können.

Halten Sie sich einen Tag in der Woche für sich selbst frei! Verplanen Sie nicht Samstag UND Sonntag. Sie sind sonst sieben Tage die Woche „im Dienst“!

Für ein ausgeglichenes Leben sind auch **Mußestunden** vonnöten. Tage, an denen Sie in der Früh noch nicht wissen, was Sie alles an diesem Tag machen werden. Sie benötigen Zeit, um festzustellen, was Sie gerne unternehmen würden, bzw. Zeit, um sich einfach auszurasten.

Familie und Freunde sind wichtig, das stimmt. Aber damit Sie den anderen ein guter Gesprächspartner, ein guter Vater, ein guter Freund sein können, dafür muss es Ihnen selbst gut gehen! Vernachlässigen Sie sich nicht selbst!

Es gibt eigene Zeitmanagement-Kurse, die bereits auch in vielen kleinen Städten angeboten werden. Scheuen Sie sich nicht, solche zu besuchen!

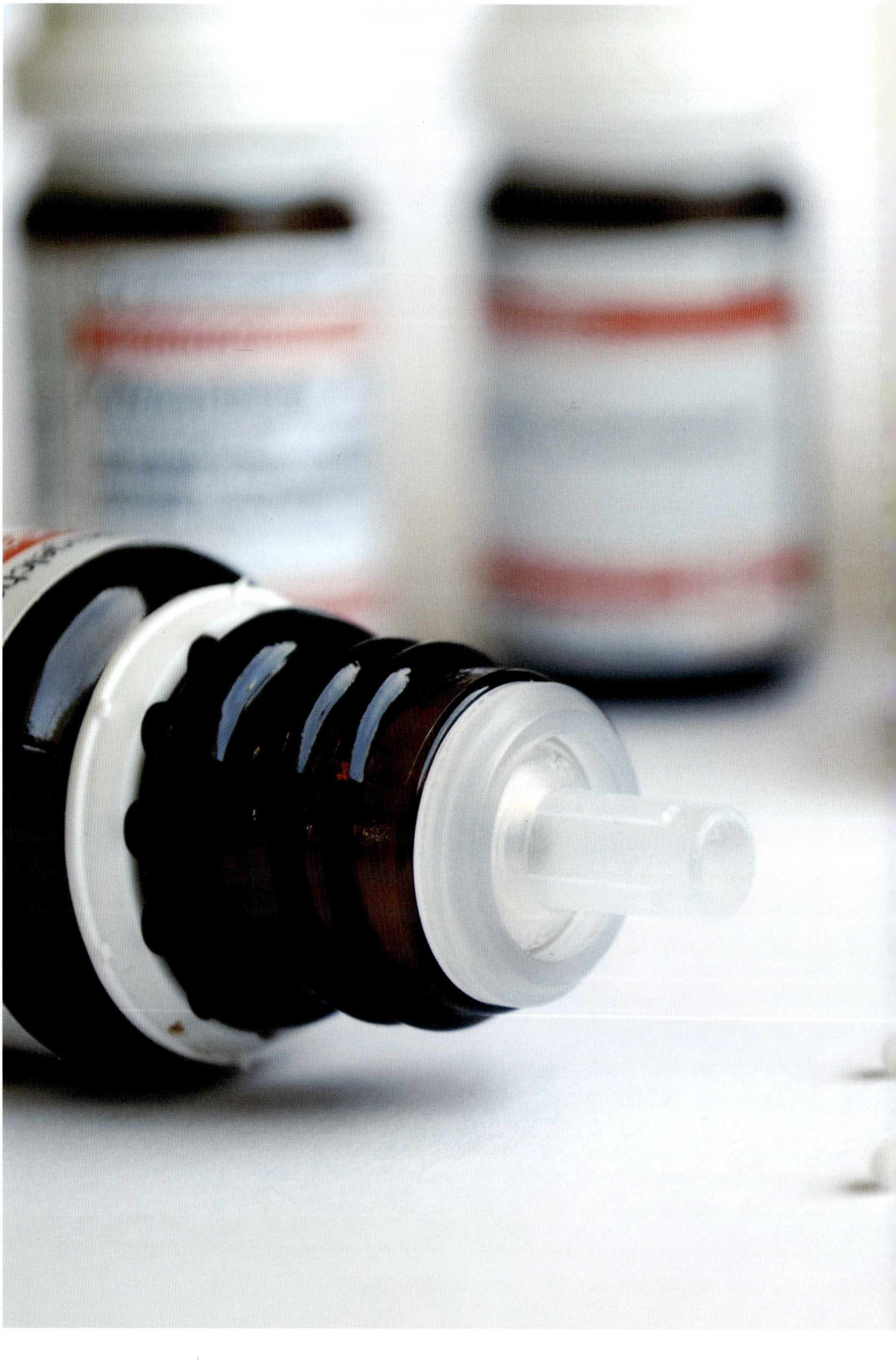

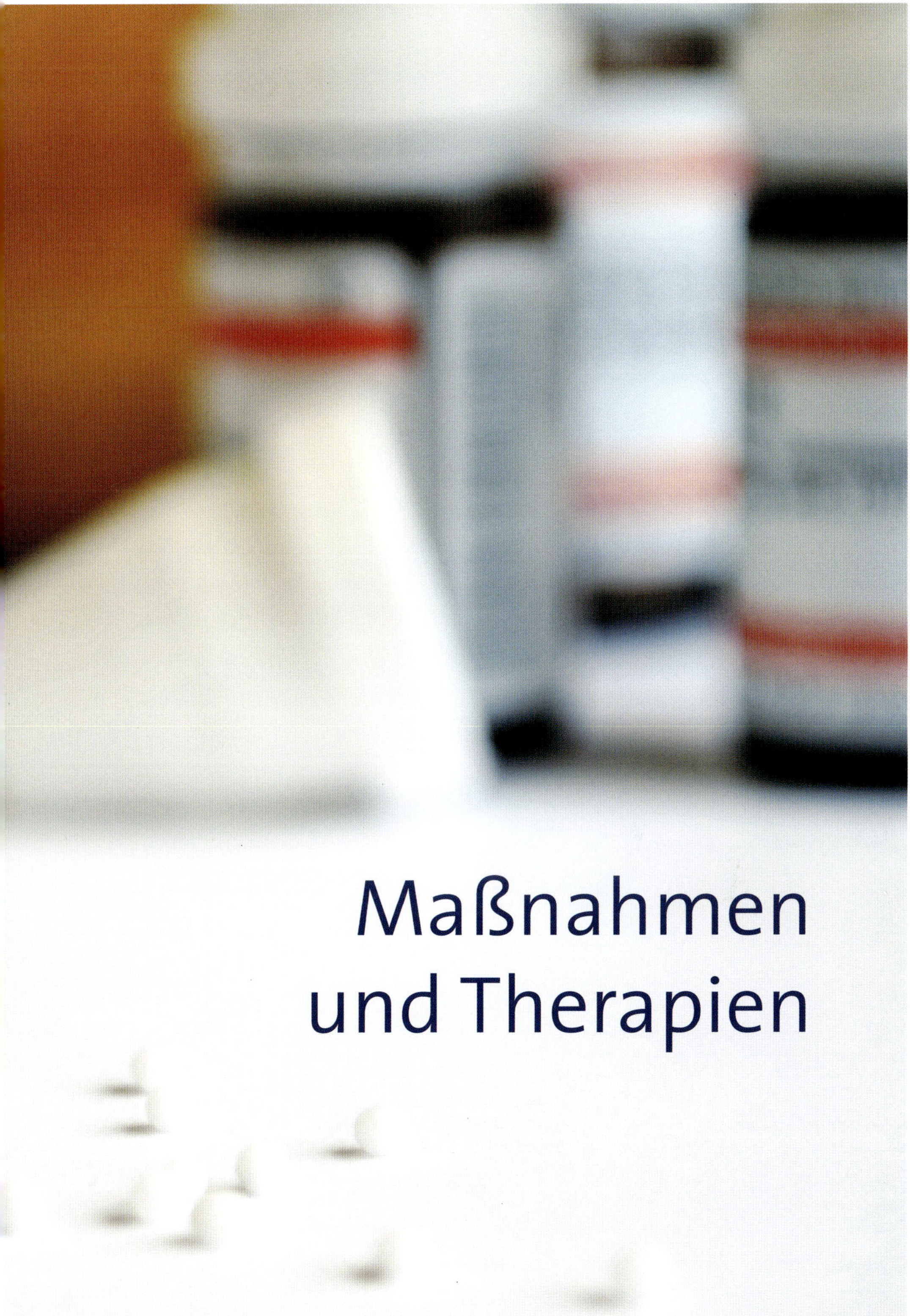

Maßnahmen und Therapien

Leider gibt es **kein Allheilmittel** gegen Magenbeschwerden, jeder Betroffene muss selbst mitarbeiten und selbst seinen Magen pflegen, damit er wieder beschwerdefrei leben kann. Eine **Änderung des Lebensstils** gelingt nicht von heute auf morgen, dies ist ein **langandauernder Prozess.**

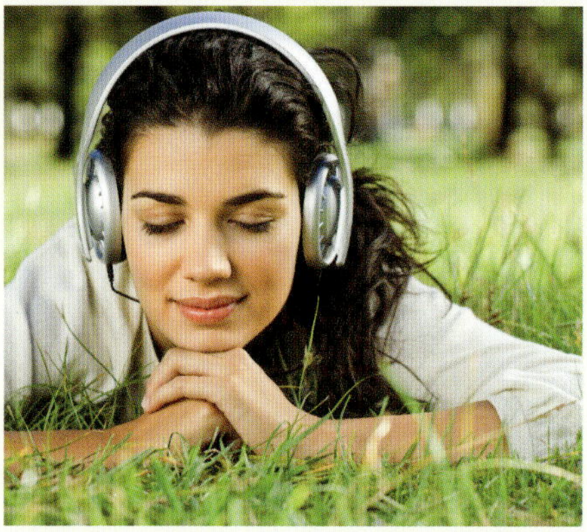

SOFORTMASSNAHMEN:

- Mehr Ruhe (abschalten, nichts tun, warten, bis Langeweile aufkommt)
- Viel Schlaf
- Entspannte Freizeit (nicht von einem Freizeittermin zum anderen hetzen; Langeweile zulassen!)
- Mit dem Rauchen aufhören
- Wenig bis keinen Kaffee trinken
- Auf Alkohol verzichten

Es gibt auch Faktoren, die die Abheilung von Magenbeschwerden verzögern. Dazu zählen:

Medikamente wie Schmerzmittel, Kopfweh- und Grippetabletten, Migräne- und Rheumamittel und Kortison bzw. deren unsachgemäße Verwendung. Halten Sie daher immer Rücksprache mit Ihrem behandelnden Arzt, wann, ob und wie Sie die betreffenden Medikamente einnehmen müssen!

Auch **Genussmittel** (Alkohol, Nikotin und übermäßiger Kaffeegenuss) können zu Magenproblemen führen bzw. die Heilung eines Magenleidens behindern.

Psychische Belastungen wie Kummer und Sorgen, Probleme im Beruf, im Privatleben, Unstimmigkeiten in der Familie können sich „auf den Magen schlagen" und zu Magenbeschwerden führen bzw. die Heilung eines Magenleidens ungünstig beeinflussen.

Weiters ist die **Familienanamnese** von Bedeutung: Gibt es Magenprobleme bei Blutsverwandten ersten Grades (Eltern, Großeltern und Geschwister)? In diesem Fall sollte man bei Magenbeschwerden rechtzeitig den Arzt konsultieren. Eine Magenspiegelung sollte im Falle von erblicher Veranlagung auch ohne Beschwerden in regelmäßigen Abständen durchgeführt werden.

Bewährte Medikamente bei Magenbeschwerden

Fünf Medikamentengruppen spielen eine Rolle:

1. **Antisäuremittel (Antazida):** Sie puffern und neutralisieren die Magensäure.
2. **Magenpflaster:** Sie legen sich – wie eben ein Pflaster – auf die schon geschädigten Magenabschnitte und begünstigen die Heilung.
3. **Transporter:** Diese fördern den schnelleren Abtransport von Flüssigkeiten und Speisen aus Speiseröhre und Magen.
4. **Säureblocker:** Sie drosseln die Produktion der Magensäure auf jenes erträgliche Maß, in dem sich der Magen erholen kann.
5. **Vorbeugekombi:** Die Wirkung liegt zwischen den Pflastern und den Blockern und wird zur Vorbeugung angewendet.

Aber alle genannten Medikamente können **nicht die Ursache der Krankheit** beheben!

Medikamentengruppe	Medikamente
Antisäuremittel – Antazida	Acidrine, Alucol, Gastripan, Gelusil Lac, Maalox, Rennie, Riopan, Solugastril, Talcid, Tepilta, Trigastril
Schleimschützer – Magenpflaster	Sucralan, Sucralbene, Ulcogant
Transporter	Gastrosil, Metogastron, Motilium, Paspertin
Säureblocker	H2-Blocker (wirken indirekt auf hormonellem Weg): Cimetag, Cimetidin, Famosin, Famotidin, Neutromed, Neutronorm, Ranic, Ranitidin, Ranityrol, Ulcometin, Ulcostad, Ulcusan, Ulsal, Ulxit, Zantac PPH-Blocker (greifen direkt an der Magenzelle an): Agopton, Losec, Nexium, Omec, Pantoloc, Pariet, Zurcal
Vorbeugekombi	Cyprostol

(Tabelle nach Karl F. Maier, Sodbrennen und Gastritis)

Medikamente alleine reichen oftmals nicht aus, um die Magenprobleme beseitigen zu können. Die Patienten haben Beschwerden, obwohl der Magen für gesund befundet wurde. So leiden manche Personen z. B. nach dem Schlucken von Süßem, Fettem oder Gepökeltem unter starken **Kopfschmerzen** im Augen-Stirn-Bereich. Dies kann einerseits an einer **Nahrungsmittelunverträglichkeit** wie Histamin-, Laktose- oder Fruktoseintoleranz liegen, andererseits kann die Ursache auch eine **Überlastung des empfindlichen Magens** sein (Magenmeridian! Siehe S. 35).

Alternative Therapien

Autogenes Training

Autogenes Training ist eine **Entspannungstechnik**, die helfen kann, innere Verspannungen und Spannungen aufzulösen. Sie kann bei vielen Alltagsbeschwerden helfen. Bedenken Sie aber, dass Sie nur nach **Rücksprache mit dem Arzt oder Therapeuten** und unter fachkundiger Anleitung und Überwachung üben sollten. Genau dann kann Autogenes Training als Therapie bei vielen Beschwerden und Krankheiten helfen, die mit Verspannungen, mit dem Herz-Kreislauf-System und/oder mit seelischen Ursachen zusammenhängen.

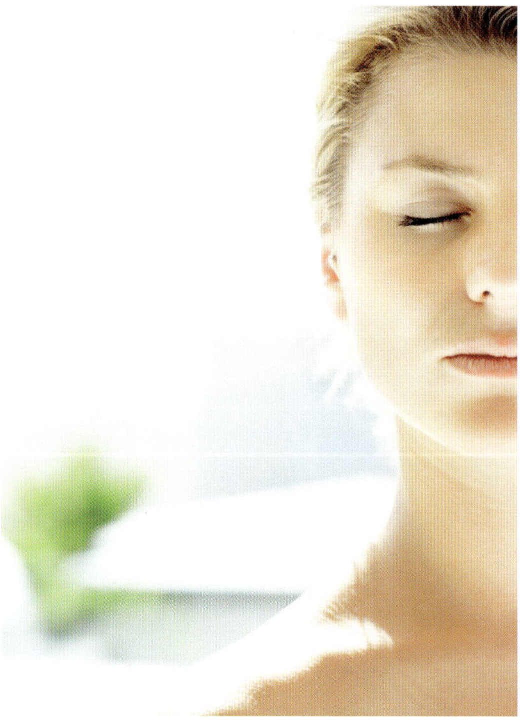

Wer Autogenes Training praktiziert, leidet **weniger unter Stress**, das bedeutet, dass ihm belastende Umweltfaktoren weniger anhaben können und es ihm besser gelingt, sein körperlich-seelisches Gleichgewicht zu wahren bzw. nach Überlastung wieder herzustellen.

Autogenes Training zeigt auch eine gute Wirkung bei **psychosomatischen und funktionellen Störungen** (Magen-Darm-Beschwerden, Blutdruckprobleme, Schlafstörungen, Herzbeschwerden, Kopfschmerzen, Rheuma ...).

Yoga

Yoga verhilft zu einem ausgeglicheneren, entspannteren und stressfreieren Leben und kann zu einer **Linderung verschiedener Krankheiten** beitragen.

Bei Yoga kommt es nicht darauf an, sportlichen Ehrgeiz zu zeigen. Viel wichtiger ist es, sich selbst während der Übungen gut zu beobachten und zu versuchen, ganz genau zu spüren, wo seine eigenen Grenzen sind.

Stimulieren des Magenmeridians

Nach chinesischer Auffassung fließt die Lebensenergie (das Qi) im menschlichen Organismus in Leitbahnen, in sogenannten Meridianen. Es gibt **innere und äußere Meridiane,** die TCM (Traditionelle Chinesische Medizin) arbeitet mit beiden, die Kinesiologie und die Akupunktur nur mit den äußeren.

Durch Bearbeiten eines Meridians kann auf den **Energiefluss** Einfluss genommen werden.

Ein **Reizmagen** kann zu einer Störung innerhalb des Funktionskreises des Magenmeridians führen. Kopfschmerzen und Druck bei den Augen nach dem Verzehr von Süßem, Fettem oder Gepökeltem können ebenfalls auf eine **Magenmeridian-Störung** hinweisen! In diesem Fall projiziert der Magen körperliche Beschwerden an anderen Stellen, nämlich im Kopf und bei den Augen.

Magenprobleme können aber auch durch starke **Verspannungen** im Rücken in Höhe der Brustwirbelsäule hervorgerufen werden. In diesem Fall ist der Magen selbst völlig gesund, aber die Nerven und Muskeln im Bereich der Brustwirbelsäule drücken auf den Magen von hinten und verursachen Beschwerden.

Ein erfahrener Therapeut (TCM, Akupunktur, Kinesiologie) spürt diese Blockaden auf und löst auf diese Weise die Magenbeschwerden.

Osteopathie

Der Magen ist ein zentrales Organ, wenn mit ihm etwas nicht in Ordnung ist, leidet der gesamte Organismus. Das gilt auch umgekehrt: Wenn der gesamte Organismus überlastet ist, zeigt es sich letztlich in **Magenbeschwerden**.

Rippen- oder Brustwirbelblockaden können sich ungünstig auf den Magen auswirken. **Verspannungen** in der linken Schultergegend deuten auch auf einen empfindlichen Magen hin. Ebenso können auch starke Verspannungen im Rücken in der Höhe der Brustwirbelsäule Ursache für Magenprobleme sein.

Auch ein Osteopath erspürt **Blockaden im Körper**, löst diese auf, bringt das Körpergewebe ins Gleichgewicht und lässt die Lebensenergie wieder fließen. Die **Selbstheilungskräfte** werden aktiviert und die Körperflüssigkeiten wieder in Fluss gebracht, wodurch Schmerzen und Beschwerden beseitigt werden können.

Neuraltherapie

Die Neuraltherapie wurde vom Arzt Ferdinand Huneke (1891 bis 1966) begründet und soll ebenfalls die **Selbstheilungskräfte** des Körpers wirkungsvoll unterstützen. Die Anwendung erfolgt so, dass lokale Betäubungsmittel an speziellen Stellen des Körpers gespritzt werden. Diese Mittel setzen dort einen **Heilreiz**. Die Störzonen im Körper können von der Störungsursache weit voneinander entfernt liegen. Ein typisches Beispiel für eine Störzone ist eine Narbe, die durch die Neuraltherapie ihren krankmachenden Einfluss verliert.

Reflexzonentherapie

Diese Therapie ist eine sehr alte Behandlungsmethode, die in Indien und China bereits vor 4000 bis 5000 Jahren angewendet wurde.

Die **Reflexzonen** spiegeln die Beziehung zwischen Hautarealen an der Körperoberfläche einerseits und bestimmten inneren Organen andererseits wider. Es sind somit bestimmte Bereiche von Haut und Schleimhaut die Projektionsfelder von weiter entfernt liegenden Organen. Sind Organe – wie z. B. der Magen – gestört, so sind die dazugehörigen Hautareale spürbar, manchmal auch sichtbar irritiert.

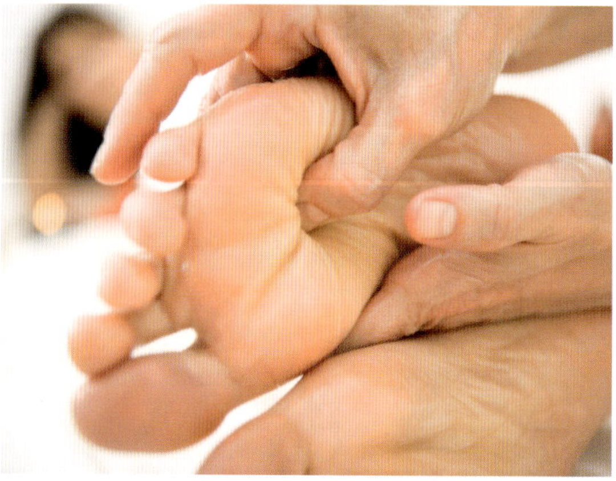

Die Projektion der Organe am Fuß kann man sich wie das Bild eines sitzenden Menschen vorstellen:

Es entspricht:

... die Großzehe ... dem Kopf

... der Innenrand der Fußsohle ... dem Rücken und der Wirbelsäule

... die Ferse ... dem Becken.

Die **Bauchorgane** finden ihre Entsprechung im Bereich der Fußwurzelknochen, eine Therapie erfolgt über die Fußsohle.

Die Reflexzonenmassage kann dazu beitragen, dass die **Magenfunktionen** wieder **normalisiert** werden.

Der **Sedierungsgriff** kann als Soforthilfe bei anfallsweisen Schmerzen und Koliken erfolgen. Der **Therapeut** sucht die akut schmerzende Zone am Fuß und übt darauf einen kräftigen, dauernden Druck aus. Dies führt meist zu verstärkten Schmerzen, die unter dem konstanten Druck dann nachlassen. Der Schmerz soll erträglich bleiben, allerdings schon deutlich spürbar. Dies bedeutet aber noch keine Heilung, sondern nur die **Unterdrückung der Symptome**. Manchmal genügt der Sedierungsgriff auch, um die Selbstheilungskräfte so zu aktivieren, dass der Körper aus eigener Kraft die Krankheitsursache beseitigt. Der Sedierungsgriff ist grundsätzlich eine **Soforthilfemaßnahme** und dient als Überbrückung, bis der Facharzt konsultiert werden kann.

Für die **eigene Schnellhilfe** streichen Sie – beginnend an der Oberseite der Großzehe – zwischen die 1. und 2. Zehe, dann zwischen die 2. und 3. Zehe, dann auf dem Rist zurück bis zur Mitte des Fußes. Von dort streichen Sie bis zur Innenseite des Fußes, weiter zur Mitte der Fußsohle in Richtung Ferse. Ertasten Sie rund um das Fersenbein, der Fußinnenseite und das Fußgewölbe sowie dem Fußrücken die schmerzhaften Druckpunkte und drücken Sie diese einige Sekunden lang, bis Besserung eintritt.

Generell gilt: Für eine **therapeutische Massage** der Fußreflexzonen der Verdauungsorgane sollten Sie immer einen **erfahrenen Therapeuten** aufsuchen.

Bachblüten

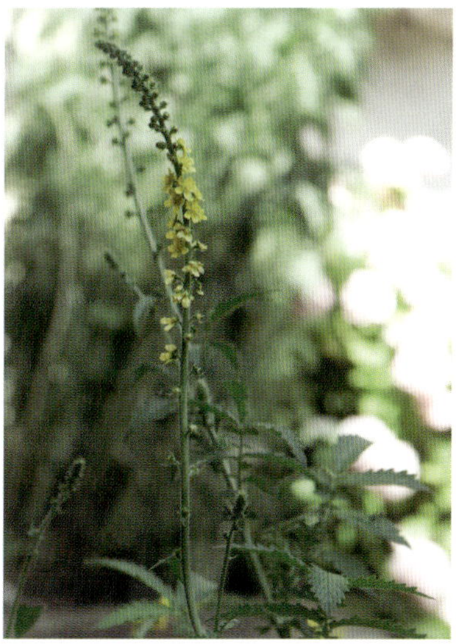

Der englische Arzt Dr. Edward Bach entwickelte um 1930 die Blütentherapie. Hierfür werden ausschließlich Blüten von wild wachsenden Kräutern, Sträuchern und Bäumen sowie reines Quellwasser verwendet. Daraus wird ein medizinisches Programm aus **38 Blüten** erstellt.

Diese Blüten besitzen besondere Schwingungen, die bestimmten **seelischen Eigenschaften** beim Menschen entsprechen. Werden die passenden Blüten eingenommen, kann man sich sofort wohler fühlen und die anstehende Situation besser bewältigen.

Konsultieren Sie einen **erfahrenen Therapeuten** und lassen Sie sich beraten.

Homöopathische Hilfe

Die hier angeführten homöopathischen Mittel zur Selbstbehandlung können den Arztbesuch bzw. die Vorstellung bei einem Homöopathen nicht ersetzen.

Sie müssen Ihre **Symptome** genau beobachten!

Beschwerden	**Homöopathische Mittel**
Gereizte, „saure“ Menschen, die bei Überarbeitung zu hohem Konsum von Kaffee, Alkohol und Zigaretten neigen; eher Verstopfung	Nux vomica D6, 3 x täglich 5 Globuli
Beschwerden nach einem seelischen Trauma, nach Kummer und Enttäuschung „Es schlägt sich auf den Magen“, „Der Bissen bleibt im Hals stecken“ Hauptsächlich Magenschmerzen, auch Erbrechen möglich; abends geht es besser	Ignatia D6, 5 x 5 Globuli täglich
Krämpfe und starkes Bedürfnis nach Wärme	Magnesium phosphoricum D4, im akuten Stadium stündlich 5 Globuli
Plötzliche Magenkolik, roter Kopf, hochempfindlicher Magen, Durst	Belladonna D6, stündlich 5 Globuli, bei Besserung 3 x täglich 5 Globuli
Krampfartige Beschwerden zusammen mit Aufstoßen von säuerlichem Mageninhalt und Blähungen	Carbo vegetabilis D4 oder D6, stündlich 5 Globuli
Starke Übelkeit, bei der Erbrechen keine Erleichterung bringt Bei schleimigem Durchfall, der mit Verstopfung wechselt	Antimonium crudum D4, alle 2 Stunden 5 Globuli

Im Falle von Sodbrennen, saurem Aufstoßen und saurem Erbrechen Besserung durch Essen	Robinia D6, 3 x täglich 5 Globuli
Angestauter Ärger und im Falle von Kränkungen Neigung zu Verstopfung Krampfartige Magenbeschwerden	Staphisagria D6, 3 x täglich 5 Globuli
Reisedurchfall	Okoubaka D12, stündlich 5 Globuli
Sodbrennen: Neigung, zu viel zu essen Starkes Verlangen nach Süßem, das aber nicht vertragen wird Bei saurem Aufstoßen	 Nux vomica D6, akut stündlich, dann 3 x täglich 5 Globuli Agentum nitricum D6, 3 x täglich 5 Globuli Natrium phosphoricum D6, 3 x täglich 5 Globuli
Durchfall mit Fieber, kalten Füßen und Magenschmerzen	Ferrum phosphoricum D12, 3 x täglich 5 Globuli
Fiebriger Durchfall, der sehr schwächt	Arsenicum album D12, 3 x täglich 5 Globuli
Fieberhafte Darminfektion nach verdorbenem Magen	Pulsatilla D12, 3 x 5 Globuli
Übelkeit nach zu viel Durcheinanderessen	Nux vomica D12, stündlich 5 Globuli
Übelkeit mit Kältegefühl, kaltem Schweiß und Herzklopfen	Tabacum D6, stündlich 5 Globuli
Übelkeit mit starker Neigung zum Erbrechen, Elendsgefühl im Magen	Ipecacuanha D 12, stündlich 5 Globuli
Schon der Geruch und/oder der Anblick von Speisen verursachen Übelkeit oder Brechdurchfall	Colchicum D6, alle 2 Stunden 5 Globuli

Erbrechen nach Ärger	Chamomilla D12 oder Nux vomica D6, alle 2 Stunden 5 Globuli
Gussartiger Durchfall und galliges Erbrechen	Podophyllum D4, akut alle 2 Stunden 5 Globuli, bei Besserung 3 x täglich 5 Globuli
Blähungskolik mit aufgetriebenem Oberbauch	Chamomilla D12, 3 x täglich 5 Globuli
Gefühl des sehr starken Aufgeblähtseins, das Herzbeschwerden verursacht	Carbo vegetabilis D6, 3 x täglich 5 Globuli
Wenn der Leib stark gespannt ist, große Verdauungsschwäche, Leberfunktionsstörung	Lycopodium D 12, 3 x täglich 5 Globuli
Dauerndes Aufstoßen und Rülpsen, Roemheld-Syndrom, stinkende Winde	Asa foetida D12, 3 x täglich 5 Globuli
Blähungskoliken nach vielem Durcheinanderessen	Nux vomica D6, 3 x täglich 5 Globuli
Schmerzen, die kommen und gehen	Belladonna D4, stündlich 5 Globuli
Krampfartige Schmerzen, die zum Zusammenkrümmen zwingen	Colocynthis D6, stündlich 5 Globuli
Durchfall, Erbrechen und gleichzeitiger Heißhunger Durst auf Kaltes	Phosphor D12, 3 x täglich 5 Globuli
Übelkeit und Brechreiz, bitteres Aufstoßen und kolikartige Durchfälle	Iris versicolor D6, stündlich 5 Globuli
Morgendlicher Durchfall und übel riechende Stühle	Sulfur D6, morgens und abends je 5 Globuli

(Tabelle nach Karl F. Maier, Sodbrennen und Gastritis)

Magenkuren

Schleimkuren für den akuten Magen

Für Menschen mit einem empfindlichen Magen eignet sich das **Schleimfasten** im Akutfall. Alle Schleimsuppen sollten **nur lauwarm** gegessen werden. Zu Heißes und zu Kaltes sind auch Stress für den Magen!

1. *Haferschleim*

Ein kleines Butterstück zum Schmelzen bringen, 3 Esslöffel Haferflocken kurz anrösten und mit 300 ml Wasser ablöschen. Einige Minuten köcheln lassen, bis der Brei eine schleimige Konsistenz hat. Mit etwas Salz servieren.

Für extrem empfindliche Personen könnten die Röststoffe, die beim Anrösten der Haferflocken entstehen, auch die Magenschleimhaut reizen. Hier empfiehlt es sich, den Brei ohne Anrösten zuzubereiten.

Eventuell kann nach Belieben auch ein kleines Stück eines Suppenwürfels dazugegeben werden.

Auch mit Majoran kann der Brei gewürzt werden, allerdings ist hier zu beachten, dass Majoran Säure lockend ist und im Akutfall der Brei dann nicht die optimale Wirkung entfalten kann. Majoran ist somit nur zum Pflegen eines empfindlichen Magens nach Abheilung einer Akutphase angebracht.

Der Haferschleimbrei liefert dem Organismus sehr viel Energie und schont den Magen.

2. *Reisschleim*

3 bis 4 Esslöffel Reis werden in 250 ml Wasser gekocht, 15 bis 20 Minuten weich kochen und anschließend durch ein Sieb drücken. Mit etwas Salz anrichten.

Diese Schleimsuppe beruhigt die gestressten Magen- und Darmwände.

3. *Leinsamenschleim*

3 Esslöffel Leinsamen werden mit 250 ml Wasser zum Kochen gebracht und 5 Minuten lang weich gekocht. Etwas stehen lassen und dann den Schleim abschöpfen. Diesen Schleim mit dem Löffel essen bzw. aus dem Glas trinken. Etwas Salz kann nach Belieben hinzugefügt werden.

Der Schleim von Leinsamen bildet eine schützende Schicht an den Magen- und Darmwänden und kurbelt auch die Verdauung an.

Insbesondere beim Übergang von der kalten zur warmen Jahreszeit im **Frühling** und beim Übergang von der warmen zur kalten Jahreszeit im **Herbst** spüren viele Menschen ihren Magen und leiden unter einer **Magenschleimhautentzündung**. Durch vorbeugendes Schleimfasten bzw. zumindest durch ein Schleimfrühstück auf den nüchternen Magen kann das Wohlbefinden sehr verbessert werden.

Rollkur

250 ml Kamillentee (10 Minuten ziehen) zubereiten und mit kaltem Wasser so aufgießen, dass Sie einen 1/2 l lauwarmen Kamillentee haben. Diesen Tee nüchtern innerhalb von ca.

TIPP

Sie können abends auch einen 1/2 l Kamillentee zubereiten und in einer Thermoskanne auf den Nachttisch stellen. In der Früh wird der Tee gerade die richtige Trinktemperatur haben.

10 Minuten morgens im Bett trinken.

Legen Sie sich 10 Minuten auf den Rücken, dann 10 Minuten auf die linke Seite (wichtig, dass Sie links beginnen, denn wenn Sie sich auf die rechte Seite drehen, rinnt der Tee sofort durch den Pförtnermuskel aus dem Magen heraus), 10 Minuten auf den Bauch und zum Schluss 10 Minuten auf die rechte Seite.

Durch dieses **Rollen** (Rücken – links – Bauch – rechts) erreicht der Tee alle gereizten Teile des Magens und kann gut einwirken.

Führen Sie diese Rollkur alle **10 bis 14 Tage** durch, auch wenn Sie keine Beschwerden mehr haben.

Magenkur im Frühling

Insbesondere im Frühling empfiehlt es sich, den Magen mit einer **Fastenkur** zu verwöhnen. Einige Tage mit hochwertigen Pflanzensäften geben dem Körper neuen Schwung: Neue Energien können aufgebaut werden und der Magen, der Darm und die Leber bekommen neue Kraft.

Für eine Frühlingsfastenkur kaufen Sie fertige Frischpflanzensäfte aus dem Reformhaus, damit Sie sicher sein können, dass sie schonend produziert wurden und reich an Vitaminen, Mineralstoffen, Spurenelementen und Flavonoiden (wasserlösliche Pflanzenfarbstoffe) sind. Durch den überwiegend basischen Mineralgehalt der Pflanzen-

säfte wird einer Übersäuerung des Organismus entgegengewirkt.
Für eine Frühlingskur benötigen Sie:

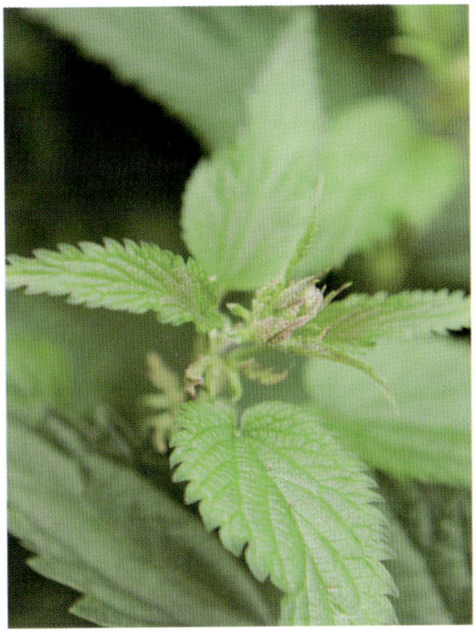

Brennnesselsaft
Dieser Saft enthält Gerbstoffe, Lecithin, Chlorophyll, Vitamine, Mineralstoffe und besonders viel Kieselsäure. Dadurch wirkt der Saft stärkend auf das Immunsystem, blutreinigend und harntreibend.

Löwenzahnsaft
Er enthält Bitterstoffe, Taraxin, Cholin, Schleimstoffe, spezielle Proteine, Pflanzenzucker, Enzyme, Mineralstoffe und Vitamine. Die Wirkung ist verdauungsfördernd, der Gallefluss wird angeregt, die Leber wird gestärkt, die Nieren werden aktiviert und das Blut wird gereinigt.

Artischockensaft
Dieses Getränk liefert vor allem den Bitterstoff Cynarin sowie Enzyme und Vitamine. Die Gallesaftproduktion wird angeregt und die Leber gestärkt. Der Saft wirkt leicht cholesterinsenkend.

Durchführung der Kur

Tag 1: In der Früh, mittags, nachmittags und abends jeweils 2 Esslöffel Brennnesselsaft in 125 ml Wasser verrühren und in kleinen Schlucken trinken.
Tag 2: Ebenso 4 Mal am Tag jeweils 2 Esslöffel Löwenzahnsaft in 125 ml Wasser verrühren und in kleinen Schlucken zu sich nehmen.
Tag 3: 4 Mal am Tag jeweils 2 Esslöffel Artischockensaft einnehmen.

Allgemeine Verhaltensregeln während der Kur

Parallel zu den Säften sollten Sie nur **leichte Speisen** zu sich nehmen. Dies ist nötig, damit der Verdauungstrakt nicht belastet wird und die volle Wirkung der Säfte entfaltet werden kann. Allerdings sollte auch ausreichend getrunken werden: Trinken Sie mindestens 1 bis 2 l Wasser und ungesüßten Tee. Besonders empfohlen werden kann während des Magenfastens der **Mariendisteltee**.

Leichte Speisen könnten sein: Hirsebrei, Milchreis, Müsli, Haferflockensuppe, Zwieback, gedämpfte Kartoffeln.

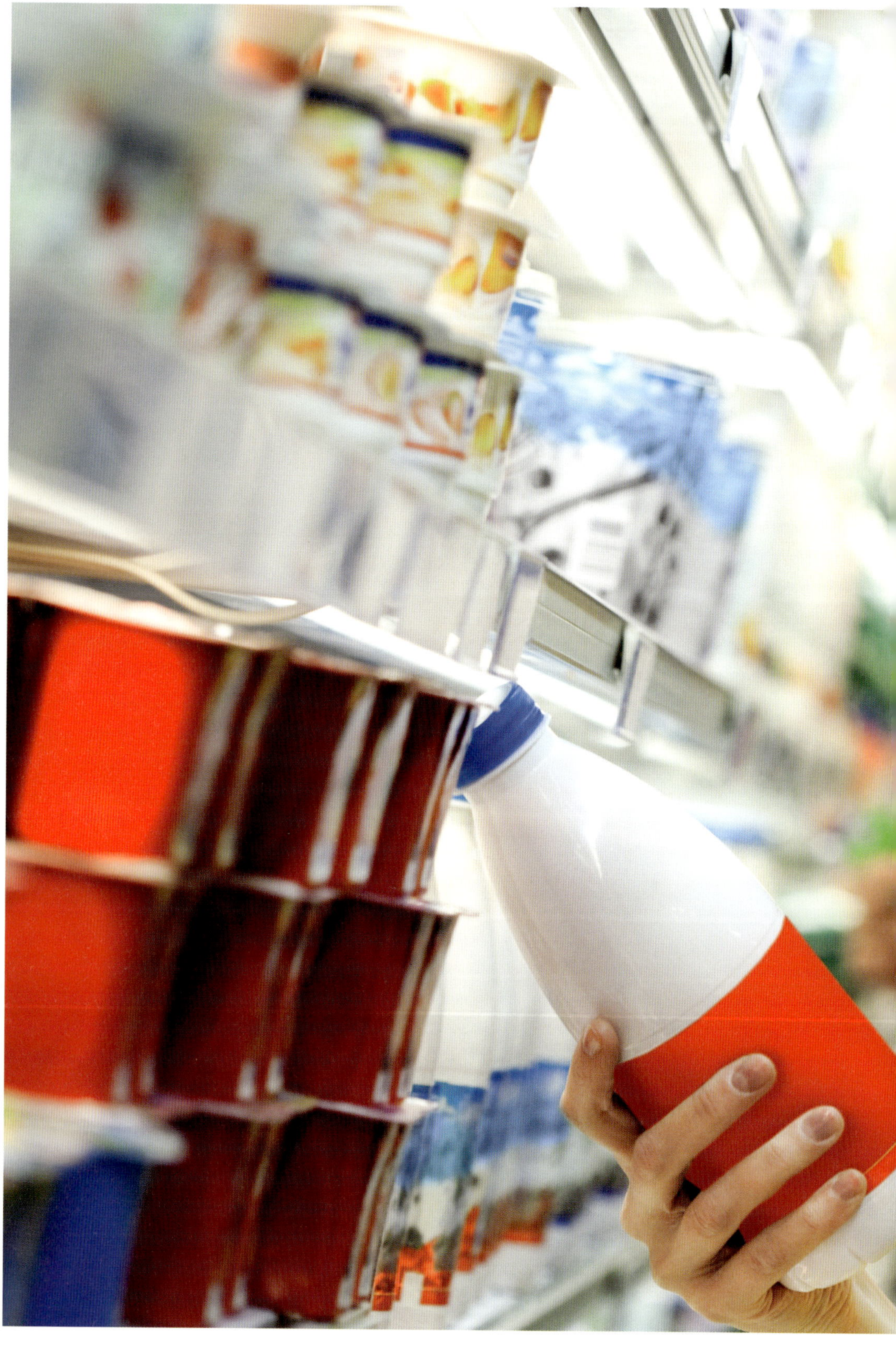

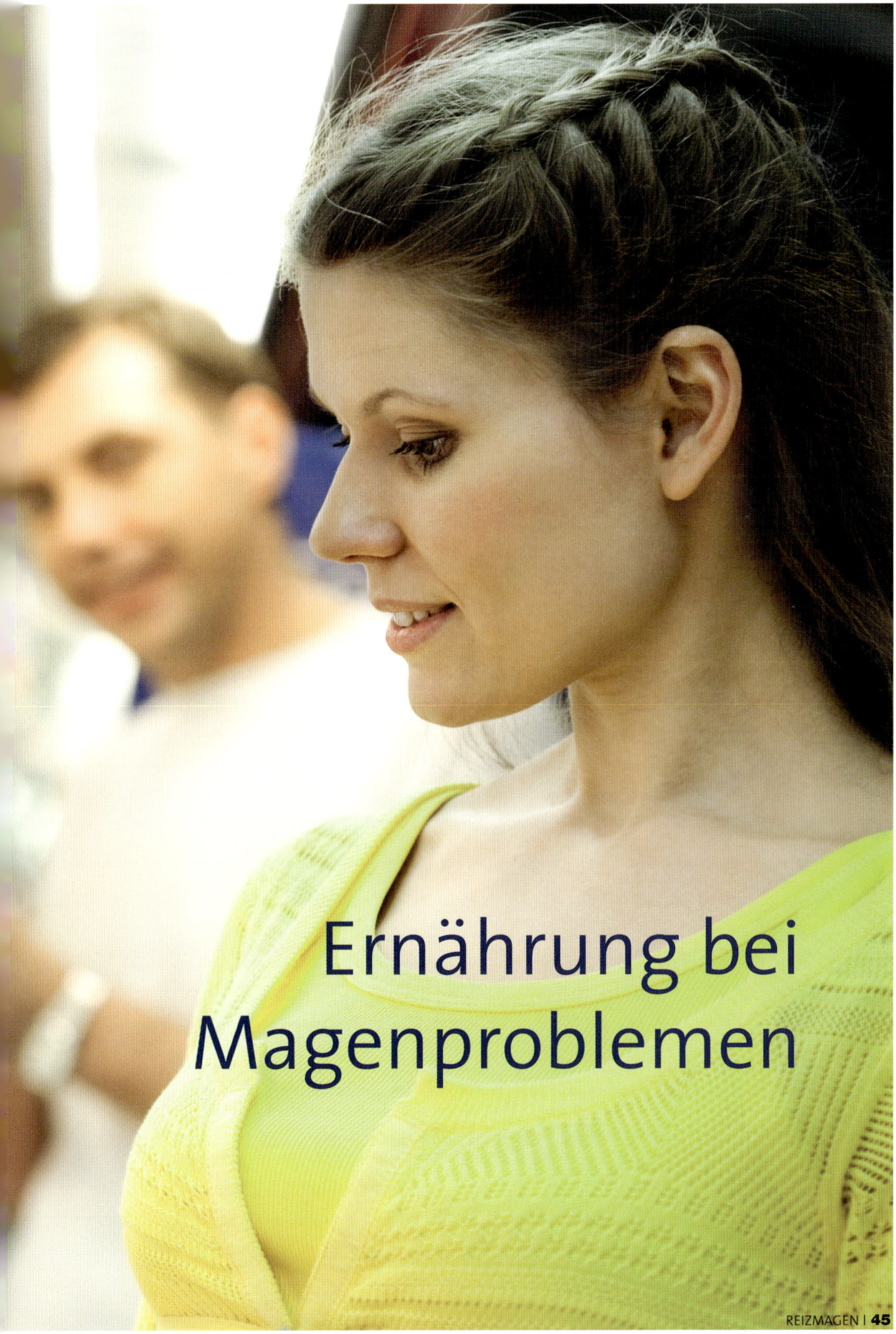

Ernährung bei Magenproblemen

Allgemeines zum Thema Essen

Moderne Lebensmittel sind durch die Industrialisierung meist minderwertig und ohne „Leben". So enthalten Produkte aus der Landwirtschaft Rückstände von Dünge- und Sprühmitteln und Fleisch enthält eine Menge von Medikamenten. Damit führen wir unserem Körper zwar Kalorien zu, sind aber nicht richtig ernährt.

„Lebens"-mittel sind **chemisch unbehandelt** und naturbelassen, enthalten Vitalstoffe in natürlicher Verbindung: Spurenelemente, natürliche Vitamine, Fermente, Mineralstoffe, hochungesättigte Fettsäuren, lebensnotwendige Aminosäuren, Bakterien und vieles mehr.

Jede industrielle Nahrung wird durch die Vielfalt der Formen, Farben, Düfte und Aromen der **echten Lebensmittel** eindeutig übertroffen, wir nehmen lebensspendende Energien dadurch auf. Wählen Sie daher stets qualitativ hochwertige Lebensmittel statt Industriekost.

Fette

Anstelle von Industriefetten und raffinierten Ölen sollten Sie kalt gepresste, **naturbelassene Öle** (z. B. Olivenöl) und **gute Butter** (keine Halbfettbutter oder Ähnliches) verwenden. Aufs Brot keine Margarine oder Schmalz schmieren, sondern sparsam Butter verwenden. Zum Anbraten sollte Olivenöl in die schon heiße Pfanne gegeben und das Bratgut sofort eingelegt werden. Gebackenes ist an sich nicht so gut verdaulich, falls Sie dennoch ein Putenschnitzel backen wollen, verwenden Sie Rapsöl zum Ausbacken.

Gemüse und Obst

Biologisch gezogenes Obst und Gemüse ist auf jeden Fall hochwertigeres Essen als Nahrungsmittel, die unreif geerntet und quer durch Europa bzw. die Kontinente transportiert wurden. Sie werden den Unterschied schmecken.

Süßes

Verlangen nach Süßem hat oft psychische Ursachen oder beruht auf Gewöhnung. Auf **weißen Zucker** sollte gänzlich verzichtet werden, wenn beim Backen Zucker nötig ist, dann verwenden Sie **Rohrzucker**.

Die Lust auf Süßes kann auch mit **reifem Obst** sehr gut gestillt werden.

Der Heißhunger auf Süßes zeigt nach der chinesischen Medizin eine Schwäche der Milz an.

Richtige Ernährung bei einem Reizmagen

Personen mit einem Reizmagen sollten ihren Magen auch in beschwerdefreien Zeiten **hegen und pflegen**, das heißt, wann immer es geht, ein leicht bekömmliches Essen zu sich nehmen. Dazu gehört, dass es grundsätzlich besser ist, auf Blähendes und auf Histaminhältiges zu verzichten. Daher sind die Rezepte (ab S. 60) ohne Zwiebel und Knoblauch (blähende Wirkung) zubereitet, und es werden auch ausschließlich histaminfreie Zutaten verwendet.

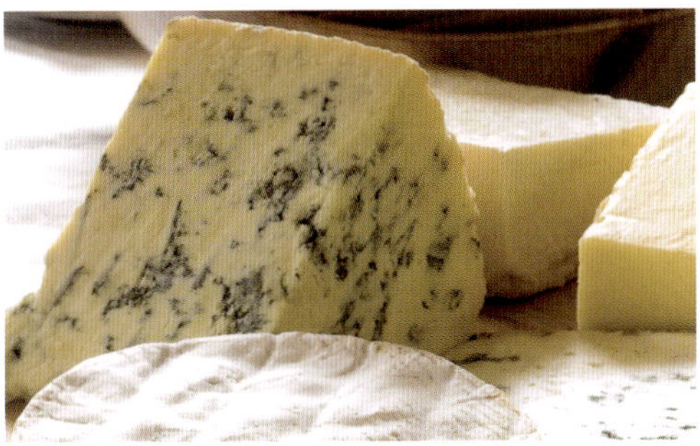

MERKE

NICHT GUT VERTRAGEN WERDEN:

- Frisches Brot
- Große und faserige Obststücke
- Zähes Fleisch
- Fettes Fleisch, fette Wurst, fetter Käse
- Kalte Getränke

Wer **gestresst** ist, isst rasch und schluckt oft große Stücke. Der Magen muss dann eine viel größere Verdauungsarbeit leisten als bei einem gut gekauten Essen, das in Ruhe eingenommen wird. Versuchen Sie, sich **bewusst Zeit** zum Essen zu nehmen, nicht daneben Zeitung zu lesen oder fernzusehen oder Ähnliches. Kauen Sie jeden Bissen 15 bis 20 Mal, Sie werden anfangs überrascht sein, wie lange das dauert! Der **Speisebrei** ist dann bereits so zerkleinert, dass der Magen nicht mehr so viel zu tun hat. Und genau das tut Ihnen gut!

MERKE

- Hektisch verschlungenes Essen tut nicht gut!
- Essen Sie nicht „nebenbei"!
- Essen Sie in ruhiger Atmosphäre!
- Nehmen Sie sich ausreichend Zeit zum Essen!
- Kauen Sie jeden Bissen 15 bis 20 Mal!
- Versuchen Sie, der langsamste Esser zu sein!
- Planen Sie Ihre Speisen sorgfältig, nehmen Sie sich Proviant mit, dann können Sie der Versuchung des Fast Foods leichter widerstehen!

ALLGEMEINE ERNÄHRUNGSMASSNAHMEN ZUR VERBESSERUNG DES WOHLBEFINDENS:

- Langsam essen, jeden Bissen 15 bis 20 Mal gut kauen
- Häufige, kleinere Mahlzeiten, die lauwarm über den Tag verteilt gegessen werden
- Keine rohen Speisen
- Nichts scharf Gewürztes – Achtung bei Gewürzen: Säure lockend wirken Majoran, Anis, Fenchel, Ingwer, Paprika, Zimt
- Nichts stark Gesüßtes. Oftmals werden Speisen mit Rohrzucker besser vertragen als mit Weißzucker
- Keine Süßwaren, keine Schokolade
- Keine kohlensäurehältigen Getränke, keine kalten und keine heißen Getränke
- Keine blähenden Speisen
- Vermeiden von Verstopfung, Stuhlregulierung durch ballaststoffreiche Nahrung und viel Flüssigkeit
- Nach dem Essen aufrecht bleiben, sich nicht hinlegen, sondern sitzen oder gehen
- Die letzte Mahlzeit gegen 17 / 18 Uhr einnehmen
- Keine Nahrungsaufnahme 3 bis 4 Stunden vor dem Zubettgehen
- Keine einengende Kleidung tragen

LÄNGERFRISTIGE MASSNAHMEN:

- Änderung des Lebensstils mit einer Ernährungsumstellung
- Gewichtsreduktion bei Übergewicht

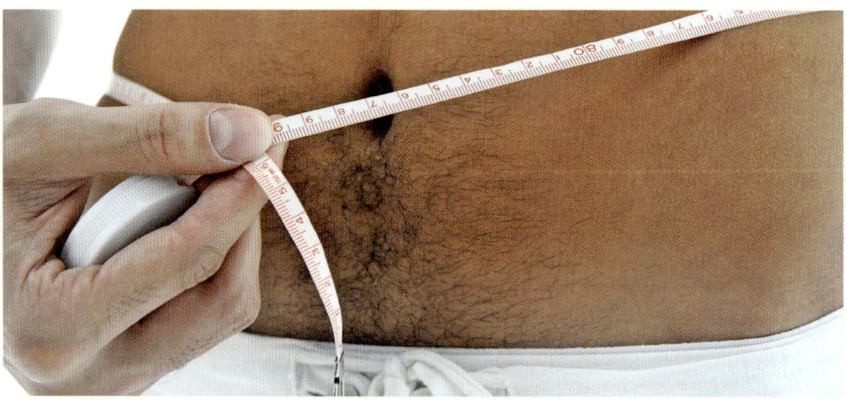

Was tut mir und meinem Magen gut?

- Selbst gekochte, frische Speisen!
- Gekochte Kartoffeln, gekochter Reis, gekochte Nudeln (vorzugsweise Dinkelnudeln)
- Hefefreies Brot und Gebäck vom Vortag, hefefreies Knäckebrot
- Reiswaffeln, Maiswaffeln, zuckerfreie Dinkelkekse (bekommt man in Drogeriemärkten, Reformhäusern)
- Gekochtes Gemüse, wie z. B. Karotten, Brokkoli, Zucchini, Gelbe Rüben, Pastinaken, Kürbis, Mais, Sellerie, Spargel, Rote Rüben (Rote Beete), gekochte Gurke
- Keine Rohkost, im Akutfall auch kein rohes Obst (besser Kompott, Mus)
- Fettarmes Fleisch, am besten Huhn und Pute
- Fettarme Wurst und fettarmer Käse (Frischkäse)
- Hochwertige Fette verwenden, Butter nur sparsam einsetzen
- Fettarmer Fisch, am besten Dorsch, Zander, Pangasius, Forelle
- Speisen aus einer Mischung aus Eiern, Mehl und Milch, wie z. B. Spätzle, Palatschinken, Tortillas
- Speisen aus Topfen (Quark), Kartoffeln oder Reis, wie z. B. Topfennudeln, Mohnnudeln, Kartoffelknödel, Reisauflauf
- Baby- und Kleinkinderkost
- Magere, frisch zubereitete Gemüsesuppen
- Konservierte Speisen meiden
- Glutenfrei ist immer richtig, weil schonend für Magen und Darm!
- Keine zu heißen und zu kalten Getränke
- Nichts Gebackenes (Frittiertes), Gebratenes und Geröstetes essen

DIE BESTEN ZUBEREITUNGSARTEN:

- Kochen
- Dämpfen
- Dünsten
- Druckkochtopf und Römertopf können verwendet werden
- Foliengaren
- Eventuell Elektrogrill (kein Holzkohlengrill!)
- Keine Fritteuse verwenden!!

Bedenken Sie auch stets:
Seelische Anspannung und Erregung wirken sich oft negativ auf den Magen aus.

ALLGEMEINE ÜBERSICHT

Bitte NICHT!	**Bitte JA!**
Große, fette Mahlzeiten	Kleine, fettarme Mahlzeiten
Gebackenes, Frittiertes	In Olivenöl kurz angebratene Speisen
Zähes Fleisch	Mürbes Fleisch
Alkohol	Alkoholfreie Getränke
Kohlensäurehältige Getränke	Stilles Wasser, lauwarmer Kamillentee, zimmerwarmer Johannisbeersaft
Sehr heiße Speisen	Lauwarme Speisen
Eisgekühlte Getränke oder Speisen	Eisgekühltes warm werden lassen und bei Zimmertemperatur genießen
Gebackenes Gemüse, gebackener Fisch, gebackenes Schnitzel	In Olivenöl kurz Angebratenes, gedünstetes Gemüse, Fisch und Fleisch
Mit hoch erhitztem Fett gebackene und gebratene Speisen, Fritteuse	Kurz in Olivenöl Angebratenes und/oder gedünstete Speisen
GEMÜSE	
Knoblauch, Zwiebeln (blähende Wirkung) Faserreiches, blähendes Gemüse: Hülsenfrüchte (Erbsen, Linsen, Bohnen), Blau- und Weißkraut, Karfiol (Blumenkohl), Kohlrüben, Schwarzwurzeln	Mit Kräutern würzen Karotten, Zucchini, Sellerie, Pastinaken Rote Rüben (Rote Beete), Brokkoli, Gelbe Rüben; zur Magenpflege Karfiol (Blumenkohl) oder Linsen (nicht im Akutfall)
BEILAGEN	
Pommes frites, Bratkartoffeln, Kartoffelpuffer	Gekochte Kartoffeln, Petersilkartoffeln, Salzkartoffeln, frisches Kartoffelpüree **Weitere Beilagen:** Reis, Quinoa, Amaranth, selbst gemachte Spätzle, Dinkelnudeln

OBST	
Unreifes Obst	Reifes Obst
Rohes Obst	Im akuten Fall am besten gekocht Zur magenschonenden Weiterbehandlung darauf achten, dass das Obst richtig reif ist. Geschält ist es meist besser verträglich.
Grapefruit, Orangen, rohe Äpfel, Zitronen, Mandarinen	Heidelbeeren, Himbeeren, Kirschen, Johannisbeeren, Stachelbeeren, Wasser- und Honigmelone, Pfirsich, Nektarinen
FISCH	
Fetthaltiger Fisch, wie z. B. Karpfen, Aal, Schillerlocke	Fettarmer weißer Fisch, wie z. B. Dorsch, Zander, Pangasius, Kabeljau, Scholle
Konservenfisch wie Thunfisch, Sardinen etc.	Ab und zu Thunfisch aus dem Glas
EINGELEGTES	
In Essig und Salz eingelegte Speisen, wie Rollmops und Heringe sowie Essiggurken, Essiggemüse	In Weingeistessig eingelegte Essiggurken, fetten (eingelegten) Fisch gänzlich meiden
MILCHPRODUKTE	
Fertige Milchprodukte (hoher Zucker- und Fettgehalt!)	Magere Milchprodukte wie Naturjoghurt, Topfen (Quark), magerer Frischkäse, magerer Butterkäse, Cottage Cheese, Buttermilch, Gervais
Fertige Früchtejoghurts, fette Milchprodukte	Naturjoghurt mit reifer Frucht, biologische Vanillejoghurts, fettarme Milch

FLEISCH	
Fettes Fleisch, Speck, fette Wurst	Putenschinken, Putenwurst
Schweinefleisch, Gans, Ente Auch Rindfleisch ist im akuten Fall nicht zu empfehlen.	Pute und Huhn, Kalbfleisch Mageres Rindfleisch wird meist gut vertragen, sobald keine akuten Beschwerden mehr vorhanden sind.
SALAT	
Rohe Salate und Rohkost im Allgemeinen (rohe Karotten, Gurken, Paprika etc.), Gurkensalat	Zarter grüner Kopfsalat, Salate aus gekochtem Gemüse, wie z. B. Brokkolisalat, Karottensalat Kartoffelsalat, Roter-Rüben-Salat (Rote Beete), Maissalat Alle Salate ohne Zwiebeln/Knoblauch und mit Weingeistessig gewürzt Weingeistessig hat eine mildere Wirkung als andere Essigarten und ist daher besser verträglich. Es kann auch ein Joghurtdressing verwendet werden.
TORTEN, KUCHEN	
Schokolade, Pralinen	Joghurt mit reifem Obst
Honig, Zucker, Marmelade, Süßigkeiten, Traubenzucker	Wo es möglich ist, auf das Süßen verzichten, generell kein Weißzucker, wenn, dann Rohrzucker in selbst gebackenen Kuchen und Torten
Krapfen, Torten, Kuchen	Selbst gemachte Kuchen
Torten und Mehlspeisen (Fett- und Zuckergehalt!)	Selbst Gebackenes, Brandteig Biskuit, Reisauflauf, Becherkuchen, ohne Schokolade und Nüsse, sondern mit Mandeln, Mohn, Kokos

	Immer Rohrzucker verwenden und am besten auch Dinkelmehl
Nüsse	Mandeln
GETRÄNKE	
Bohnenkaffee, Schwarztee, Colagetränke, Energydrinks	Kamillentee, stilles Wasser
Früchtetees, Pfefferminztee, Fencheltee	Wasser
Orangen,- Zitronen-, Apfelsaft	Johannisbeersaft
Kakao, Schokolade, süße Limonaden	
GEWÜRZE UND KRÄUTER	
Fertige Gewürzmischungen	Salz, Küchenkräuter, Kümmel, Zimt, Weingeistessig
Pfefferminze	Kamille
Scharfe Gewürze wie Chili, Curry, Knoblauch, Muskat, Paprika, Pfeffer, Soßenwürfel, Senf, Essig	Mit Kräutern würzen, hefefreien Suppenwürfel aus dem Reformhaus verwenden, Weingeistessig
SUPPEN	
Geröstete Zwiebeln, geröstete Speisen, Einbrennsuppen, fertige Suppen mit Hefe(extrakt)	Suppen, selbst gekocht
Hefe(extrakt)hältige Suppenwürze	Hefe(extrakt)freie Würze
Fette Suppen	
FRÜHSTÜCK, SNACKS, KALTE PLATTE	
Frisches Gebäck, frisches Brot, Hefespeisen	Hefefreies Brot und Gebäck vom Vortag, hefefreies Knäckebrot, Reis- und Maiswaffeln

Fette Wurst, fetter Käse, fette Pasteten	Putenschinken, Putenwurst
Mayonnaise	Creme aus Sauerrahm (saure Sahne) und Naturjoghurt mit etwas Senf zubereiten
Schweineschmalz, Grammelschmalz, Streichwurst	Sparsam Butter verwenden
Hart gekochtes Ei	Weich gekochtes Ei, Eier in Suppen und Milchspeisen (Palatschinken, Spätzle), Rührei

Vorschläge für Frühstück und Abendessen

Die genauen Zubereitungsangaben zu den einzelnen Rezepten finden Sie im Rezeptteil ab Seite 60.

Die einzelnen Vorschläge sind natürlich auch untereinander kombinierbar, sie sind als Frühstück bzw. Abendessen wählbar und umgekehrt.

- 1 Reiswaffel mit spärlich Butter bestreichen und mit 1 Scheibe magerem Putenschinken belegen
- 1 Reiswaffel dünn mit Frischkäse bestreichen
- 1 hefefreies Brötchen vom Vortag mit Kräuteraufstrich und magerem Butterkäse
- 1 Scheibe hefefreies Knäckebrot mit einer Scheibe magerem Käse
- 1 Becher Naturjoghurt mit Himbeeren
- 1/2 Becher Topfen (Quark) mit 1/2 Becher Naturjoghurt verrühren und Kokosraspeln unterrühren, ev. Himbeeren dazu
- 1 Palatschinke mit Topfen-Joghurt-Creme (1 Becher Topfen (Quark) mit 1 Becher Vanillejoghurt verrühren)
- 1 Reiswaffel mit etwas Butter, dazu ein weich gekochtes Ei
- Schinken-Eier-Käse-Pfanne
- 1 Maiswaffel mit Putenschinken
- 1 bis 2 warme Ofenbrote
- 1 Schinkenrolle mit hefefreiem Gebäck
- 100 g Schafkäse mit Kernöl und hefefreiem Gebäck

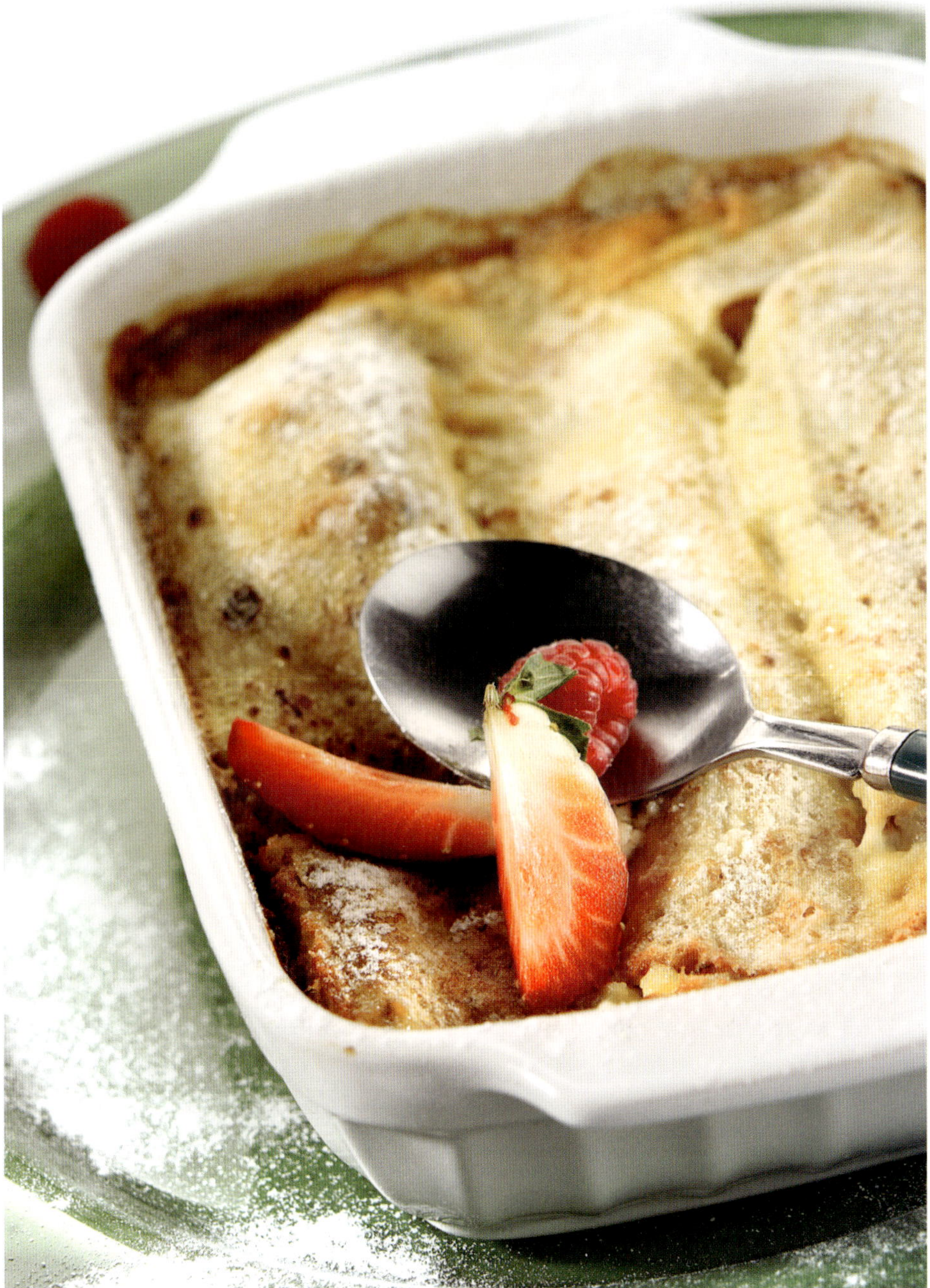

Vorschläge für einen Vormittags- bzw. Nachmittagsimbiss bzw. Abendessen

- 1 Mohn-Mandel-Muffin
- 1 Palatschinke mit Topfencreme
- 1 Reiswaffel mit Putenschinken
- 1 Maiswaffel mit Magerkäse
- 1 Stück Vanille-Mandel-Torte
- 1 Marillen-Mohn-Kuchen
- 1 Schinkenrolle mit Kräutergervais
- 1 Stück Mandelgugelhupf
- 3 Stück Mürbteigkekse
- 1 Marillen-Topfenknödel

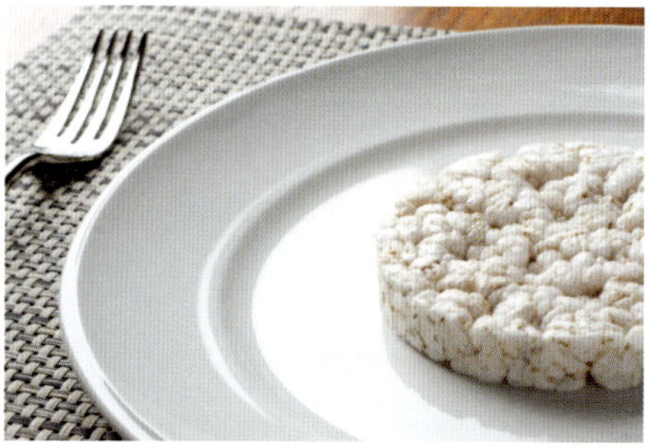

Vorschläge für das Mittagessen

Suppen:

- Kartoffel-Karotten-Suppe
- Brokkolisuppe
- Spargelcremesuppe
- Karotten-Sellerie-Kartoffel-Suppe
- Pastinakensuppe
- Grießnockerlsuppe
- Knöderlsuppe
- Frittatensuppe

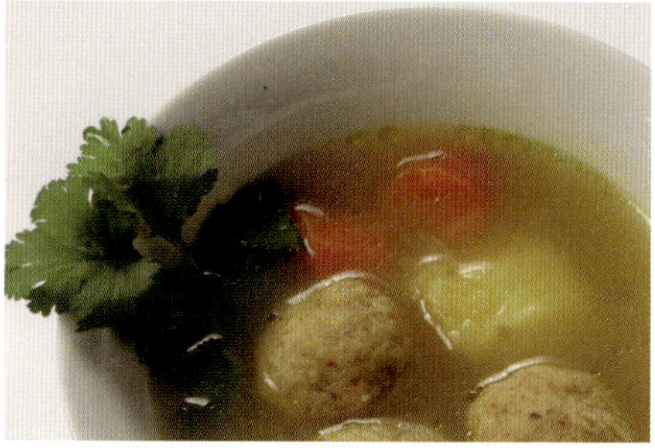

Hauptspeisen:

- Hüferl-Steak mit Zucchini-Mozzarella-Gemüse
- Kartoffel-Karotten-Brokkoli-Pfanne
- Kürbisgemüse mit Salzkartoffeln
- Zucchinitürmchen mit Petersilkartoffeln
- Rindslungenbraten mit gratinierten Kartoffeln, Salaten und Soßen
- Tortillas
- Kartoffelgulasch

- Dinkelspiralen mit Schinken-Basilikum-Soße
- Käsespätzle
- Kartoffelpüree
- Pizza mit Schinken und Käse
- Gratiniertes Gemüse
- Kartoffelknödel
- Zander in Kräuterkruste mit grünem Salat
- Hühnerfilet mit Basilikum-Schinken-Mozzarella

Tagesplan: So könnte ein „magenfreundlicher" Tag aussehen

Frühstück (6 / 7 Uhr):

- Reiswaffel mit sparsam Butter, Putenschinken und Magerkäse
- Hefefreies Knäckebrot mit sparsam Butter

Für zwischendurch (9 / 10 Uhr):

- Selbst gebackener Kuchen mit Rohrzucker

Mittagessen (12 / 13 Uhr):

- Lauwarme Brokkolisuppe
- Fisch in Olivenöl gebraten mit Reis und gekochten Karotten

Nachmittagsimbiss (14 / 15 Uhr):

- Palatschinke mit Vanille-Topfen-Creme

Abendessen (spätestens 16 / 17 Uhr):

- 1 Reiswaffel mit Putenschinken

Dazu stilles Wasser bzw. lauwarmen Kamillentee trinken.

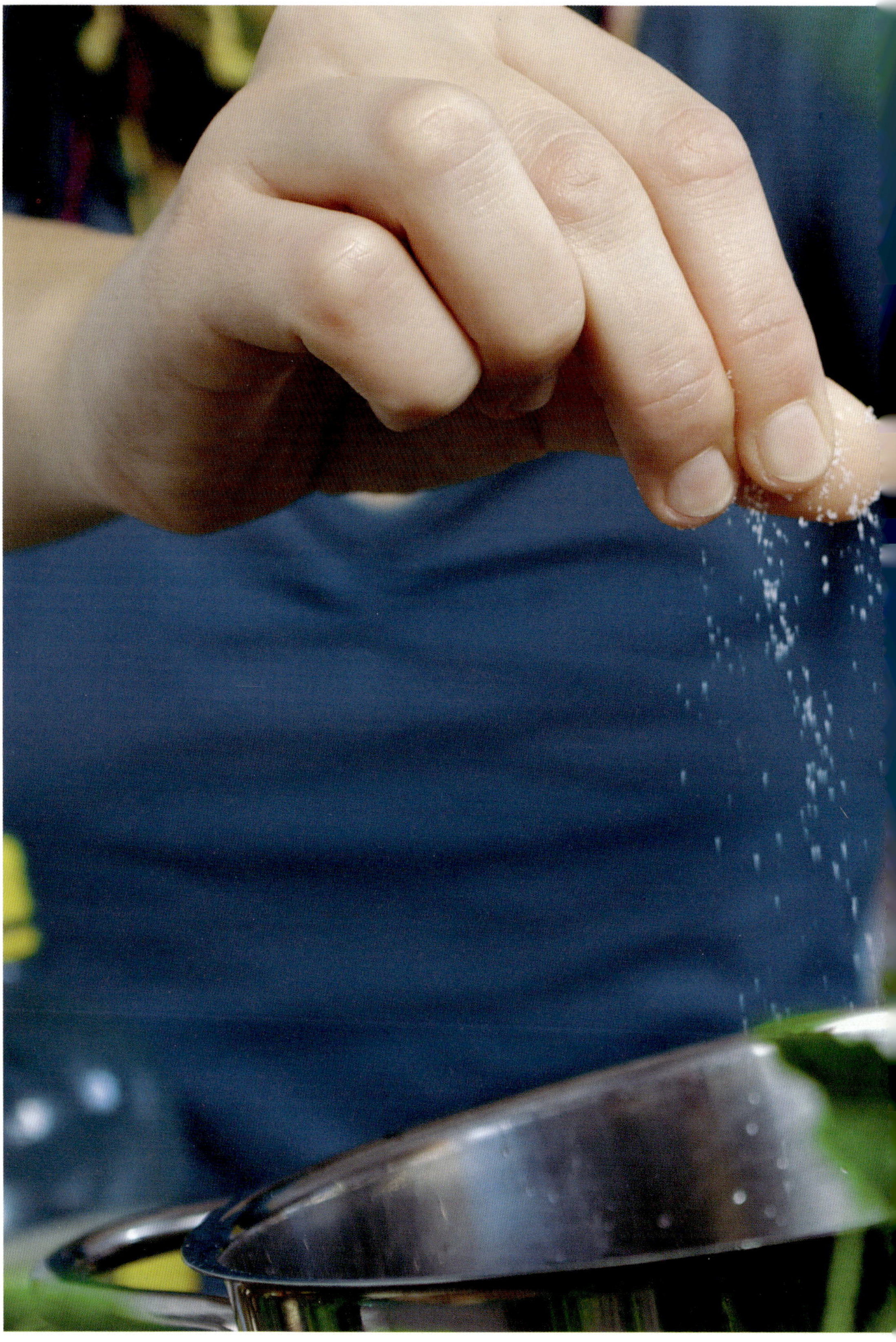

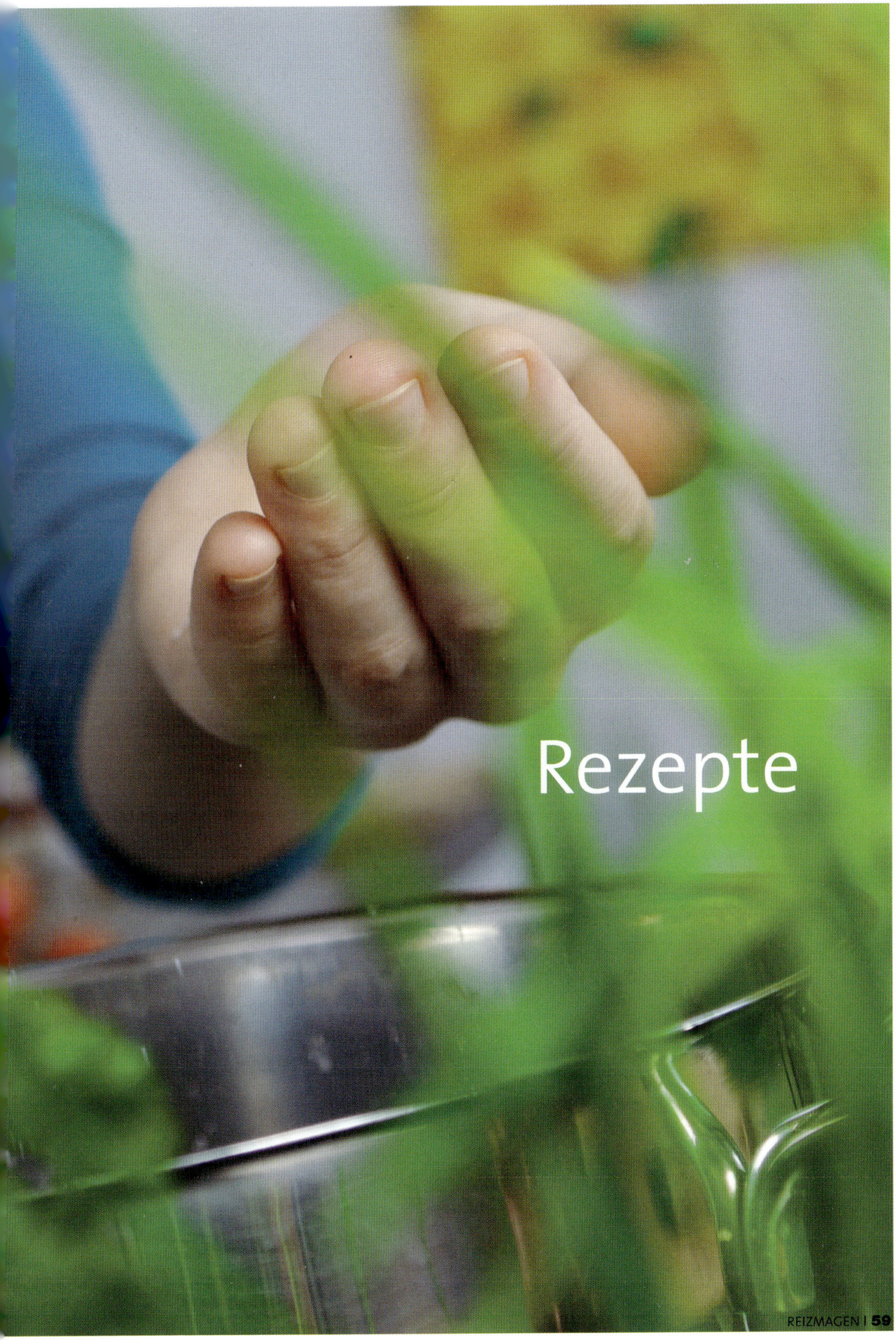

Rezepte

Suppen

Am besten sind selbst gemachte Gemüsesuppen bzw. klare Suppen mit sorgfältig ausgewählter Suppenwürze. Diese sollte jedenfalls hefe- und glutamatfrei sein.

Kräftige Rindssuppen sind bei akuten Magenbeschwerden nicht zu empfehlen, ebenso sollten im Akutfall Majoran und Pfeffer nur sparsam bis gar nicht verwendet werden.

Klare Suppe

1 l Wasser
2 – 3 Karotten, geschält im Ganzen
1 Stück Sellerie im Ganzen
Suppenwürze

In einem Topf 1 l Wasser zum Kochen bringen und das Gemüse 5 Minuten mitkochen. Auf der heißen Kochplatte noch 15 Minuten ziehen lassen.

Tipp: *Verfeinern Sie die klare Suppe mit verschiedenen Suppeneinlagen, wie Dinkelbrösel-Knöderln, Dinkelknöderln, Frittaten, Grießnockerln (Rezepte S. 60, 62 und 64).*

Dinkelbrösel-Knöderl

4 EL Dinkelmehl
1 EL Dinkelbrösel ohne Hefe (Paniermehl)
1 Eidotter (Eigelb)
1 Ei
Basilikum
Salz

Alle Zutaten gut verrühren und mit einem nassen, kleinen Löffel Knödelchen formen. In die kochende Suppe (klare Suppe) geben und kurz mitkochen lassen. Die Knöderl sind fertig, wenn sie oben schwimmen.

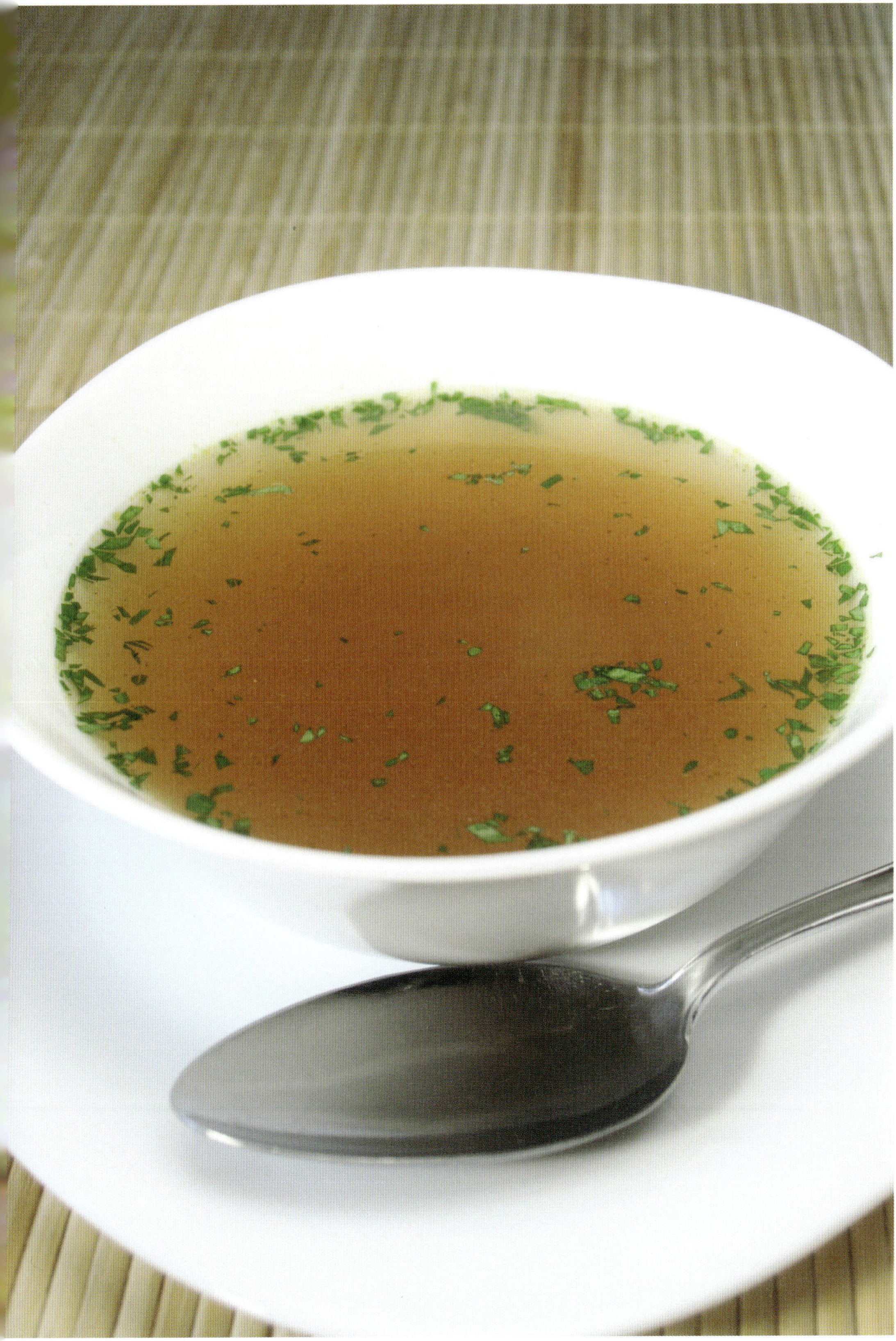

Dinkelknöderl

3 – 4 EL Dinkelmehl
1 Ei
Salz
Basilikum

Die Zutaten zu einer geschmeidigen Creme verrühren.

In die kochende Suppe (klare Suppe) mit einem nassen Löffelchen kleine Stücke geben (oder durch ein Spätzlesieb mit einer Teigkarte streichen) und mitkochen, bis die Knödelchen obenauf schwimmen.

Frittaten

250 ml Milch
125 g Dinkelmehl
2 Eier
Salz

Zuerst den Teig für die Frittaten zubereiten und 5 bis 10 Minuten bei Zimmertemperatur rasten lassen.

Danach backen Sie aus dem Frittatenteig dünne Palatschinken. Dafür geben Sie 3 EL Rapsöl in eine Pfanne, gießen das Öl aus, sobald es heiß ist, geben 1 Schöpfkelle Teig in die Pfanne. Durch Drehen der Pfanne verrinnt der Teig. Ist der Teig auf der Oberfläche gestockt, wenden Sie die Palatschinke. Diesen Vorgang bei allen Palatschinken wiederholen. Im Anschluss rollen Sie die Palatschinken zusammen und schneiden Sie feinnudelig zu Frittaten.

Tipp: Bunte Frittaten
Dritteln Sie die Teigmasse: Zu einem Drittel fügen Sie noch 1 TL mildes Paprikapulver hinzu, zum zweiten Drittel gemischte Kräuter.
So erhalten Sie rote (Paprikapulver), grüne (Kräuter) und gelbe (ohne Zugabe) Fritatten.

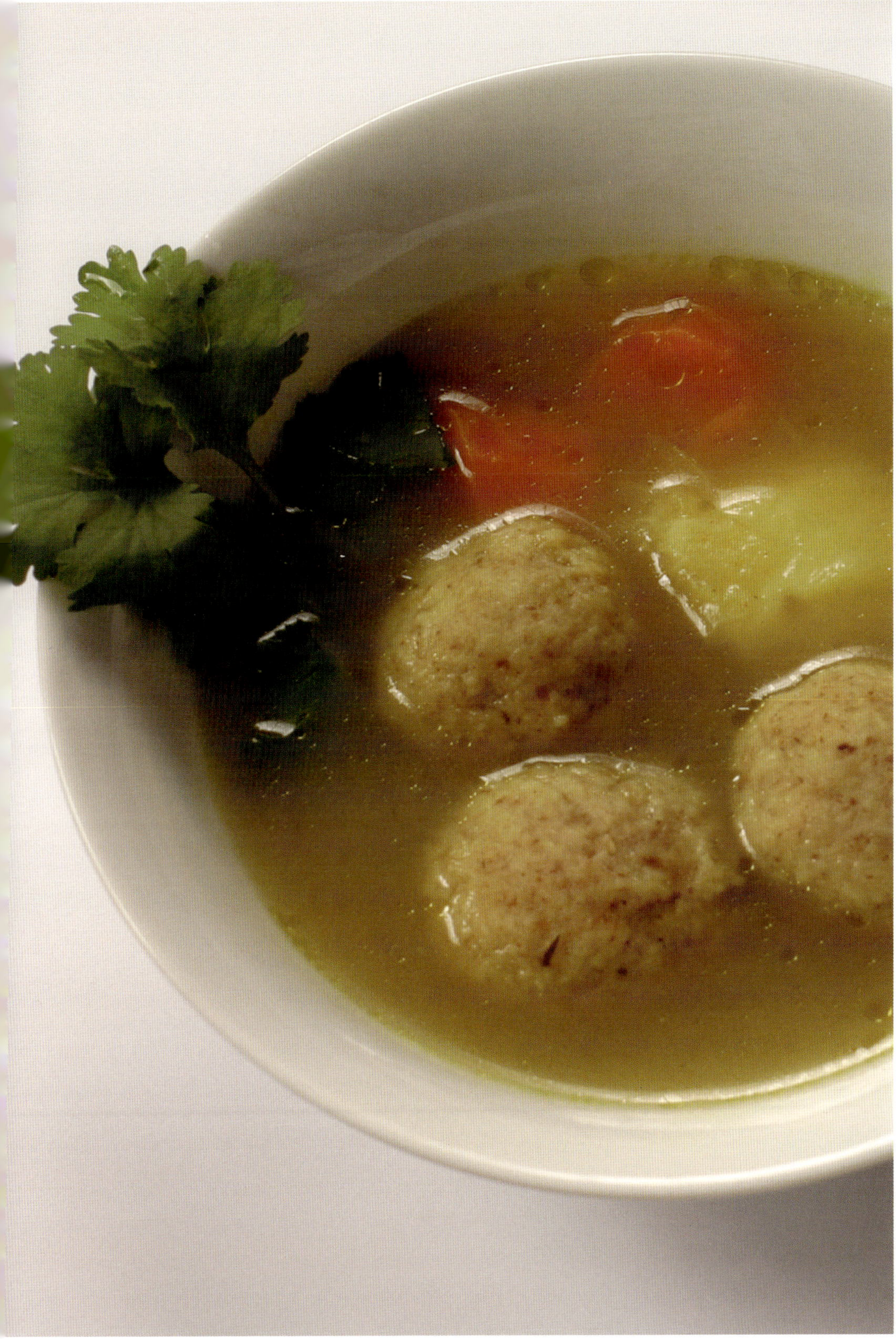

Grießnockerl

120 g Dinkelgrieß
60 g Rapsöl
Salz
1 Ei
Muskatnuss, gerieben

Die Zutaten mit einem Handmixgerät gut verrühren.

In einem großen Topf (ca. 3 l) ca. 1 l Salzwasser zum Kochen bringen. Mit 2 Kaffeelöffeln aus dem Teig Nockerln formen und vorsichtig ins Wasser geben.

Die Nockerln ca. 10 Minuten leicht kochen lassen, dann mit 1 l kaltem Wasser aufgießen, die Herdplatte ausschalten und zugedeckt 10 Minuten ziehen lassen.

Danach die Nockerln vorsichtig aus dem Sud auf einen Teller heben und sie mit klarer Suppe reichen.

Grüne Zucchinisuppe

3 – 4 Zucchini, geschält
Suppenwürze
Olivenöl

Einen Topf erhitzen, etwas Olivenöl zugeben und sofort die geschälten Zucchinistücke einlegen. Kurz von allen Seiten anbraten und mit Wasser so viel aufgießen, dass das Gemüse gerade bedeckt ist. Die Suppenwürze zugeben und zugedeckt 10 Minuten kochen lassen.

Mit einem Pürierstab cremig rühren.

Achten Sie auf das richtige Mengenverhältnis Zucchini – Wasser: Püriert sollte die Suppe eine cremige Konsistenz aufweisen. Falls die Suppe zu dick geworden ist, gießen Sie noch etwas Wasser hinzu, eventuell benötigt die Suppe auch noch mehr Würze. Nochmals aufkochen.

Beim lauwarmen (!) Verzehr können Sie spüren, wie die Suppe der empfindlichen Magenschleimhaut guttut.

Tipp: Lachsstreifen

Verfeinern Sie die Suppe mit Lachsstreifen. ***Frischen Lachs*** *(150 g) in feine Streifen schneiden und in 2 EL Olivenöl kurz rundum anbraten. Mit etwas Dillkraut bestreuen und sofort servieren.* ***Tiefgekühlten Lachs*** *(150 g) braten Sie ebenfalls kurz in Olivenöl rundum an, gießen dann mit wenig Wasser auf und lassen den Fisch zugedeckt weich dünsten. Danach können Sie den Lachs in kleine Stücke schneiden bzw. reißen.*

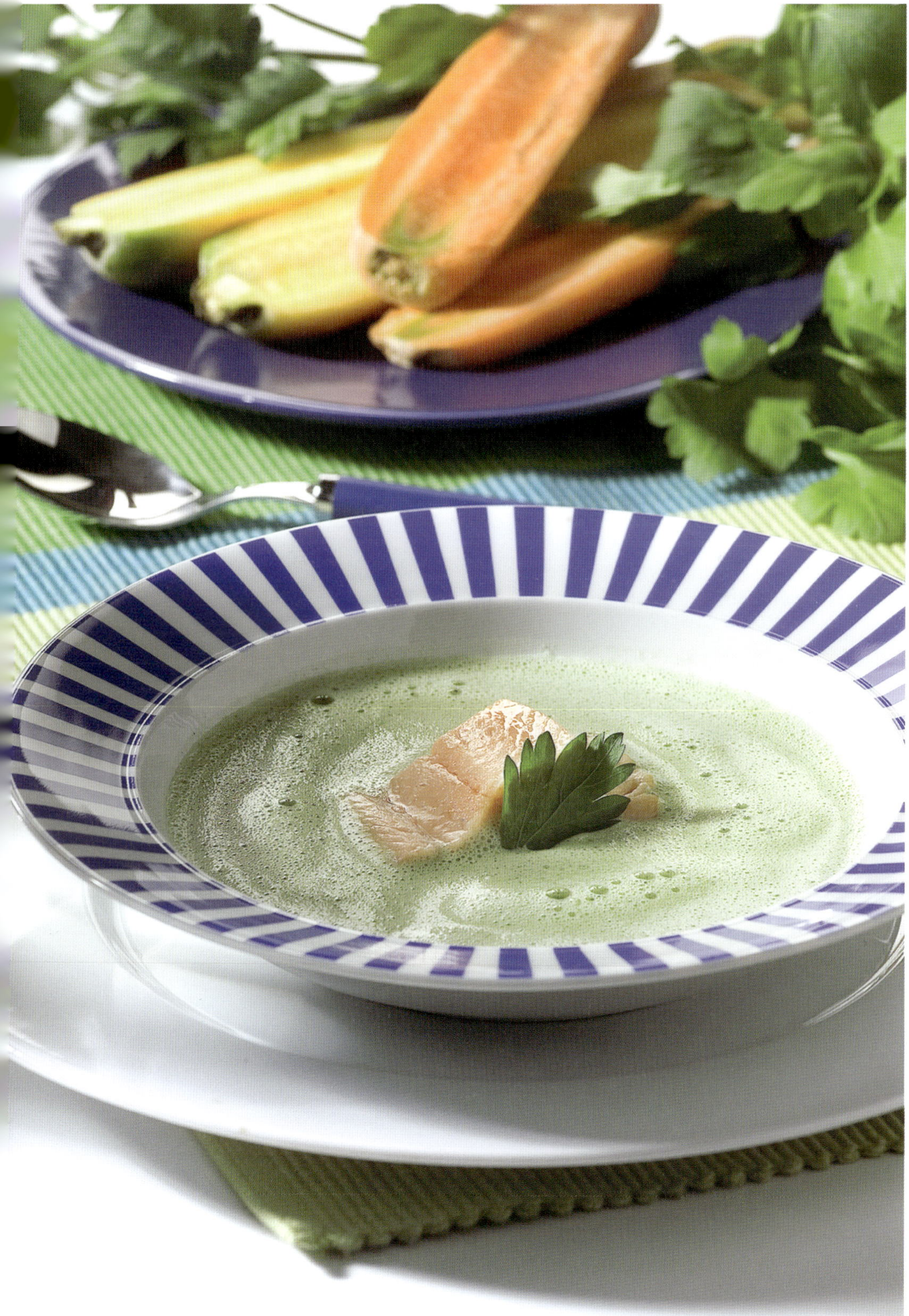

Spargelcremesuppe

1 kg weißer Spargel
2 Kartoffeln
5 g Butter
1 Prise Zucker
Suppenwürze
250 g Sauerrahm (saure Sahne)
3 EL Dinkelmehl

Den Spargel und die Kartoffeln schälen und in Stücke schneiden. Einen großen Topf mit 1 l Wasser aufsetzen, die Butter, den Zucker und die Suppenwürze zugeben und zum Kochen bringen. Dann das Gemüse einlegen und 10 bis 15 Minuten kochen lassen. Einige Spargelspitzen vorsichtig herausheben und auf einen Teller geben.

Die restliche Suppe mit einem Pürierstab pürieren, den halben Sauerrahm einrühren, den restlichen Sauerrahm mit dem Dinkelmehl cremig rühren und auch der Suppe zufügen. Die Suppe unter ständigem Rühren so lange kochen, bis sie eindickt.

Die Suppe mit den Spargelspitzen dekoriert servieren.

Karotten-Sellerie-Kartoffel-Suppe

500 g Karotten
1/2 Knolle Sellerie
250 g Kartoffeln
3 EL Olivenöl
Suppenwürze
Kräuter

Das geschälte und geschnittene Gemüse in einem heißen Topf mit Olivenöl kurz anbraten und mit 1 l Wasser aufgießen. Die Suppenwürze zugeben und zugedeckt auf kleiner Flamme ca. 15 Minuten kochen lassen.

Die Suppe mit einem Pürierstab pürieren und mit den Kräutern abschmecken.

Pastinakensuppe

750 g Pastinaken
250 g Kartoffeln
Suppenwürze
Olivenöl
Salz
Petersilie

Das geschälte und geschnittene Gemüse in einem heißen Topf mit Olivenöl kurz anbraten und mit 1 l Wasser aufgießen. Die Suppenwürze zugeben und zugedeckt auf kleiner Flamme ca. 15 Minuten kochen lassen.

Die Suppe mit einem Pürierstab pürieren und mit den Kräutern abschmecken.

Tipp: *Pastinaken sind in der Verwendung in der Küche den Karotten sehr ähnlich und können bei diversen Gerichten anstelle oder gemeinsam mit den Karotten verwendet werden.*

Gemüse-Suppentopf

1 kleines Stück Lauch
5 Karotten
1 kleines Stück Sellerie
1 kleine Zucchini
Kräuter
Suppenwürze

Klein geschnittenen Lauch und Karotten in einem heißen Topf mit 3 EL Olivenöl kurz anbraten und mit 1 l Wasser aufgießen, Suppenwürze und Kräuter hinzufügen und nach dem wallenden Aufkochen noch ca. 15 Minuten leicht kochen lassen.

Brokkolisuppe

1 Brokkoli
750 ml Wasser
1 Suppenwürfel
ev. 250 g Sauerrahm (saure Sahne)
2 EL Dinkelmehl

Wasser zum Kochen bringen und den Suppenwürfel hinzufügen. Große Brokkolistücke einlegen und zugedeckt ca. 10 Minuten kochen lassen. Danach mit dem Pürierstab pürieren.

Tipp: *Wer die Suppe cremiger mag, kann diese mit der* ***Sauerrahm-Dinkelmehl-Mischung*** *verfeinern: In die nicht kochende Suppe den halben Sauerrahm einrühren, das Dinkelmehl mit der anderen Hälfte des Sauerrahms cremig verrühren und in die Suppe geben. Das Ganze noch einmal unter ständigem Rühren (Wichtig! Sonst gibt es Mehlklümpchen!) aufkochen lassen.*

Hühnersuppe

2 Hühnerbrüste mit Haut
500 g Karotten
ein kleines Stück Sellerie im Ganzen
300 g Kartoffeln
Olivenöl
Majoran
Salz, Pfeffer
2 Suppenwürfel

Das Fleisch in heißem Olivenöl beidseitig anbraten, die klein geschnittenen Karotten kurz mitbraten und mit Wasser ablöschen.

Die klein geschnittenen Kartoffeln und die Sellerie (im Ganzen) zufügen, mit Wasser aufgießen, sodass das Gemüse reichlich bedeckt ist. Suppenwürfel zugeben und eine gute Stunde nach dem ersten Aufkochen auf kleiner Stufe köcheln lassen.

Am Ende der Kochzeit das Fleisch herausnehmen, die Haut, Knochen und Knorpelstücke verwerfen, das klein geschnittene Fleisch zur Suppe geben und abschmecken.

Tipp: *Diese Suppe ist aufgrund der langen Kochzeit mit hoher Energie angereichert und ist als Hausmittel zur Gesundung von Kranken, bei Erkältungen bis hin zur Kräftigung nach einer Grippe oder längerer Krankheit (nach Operationen) zu empfehlen.*

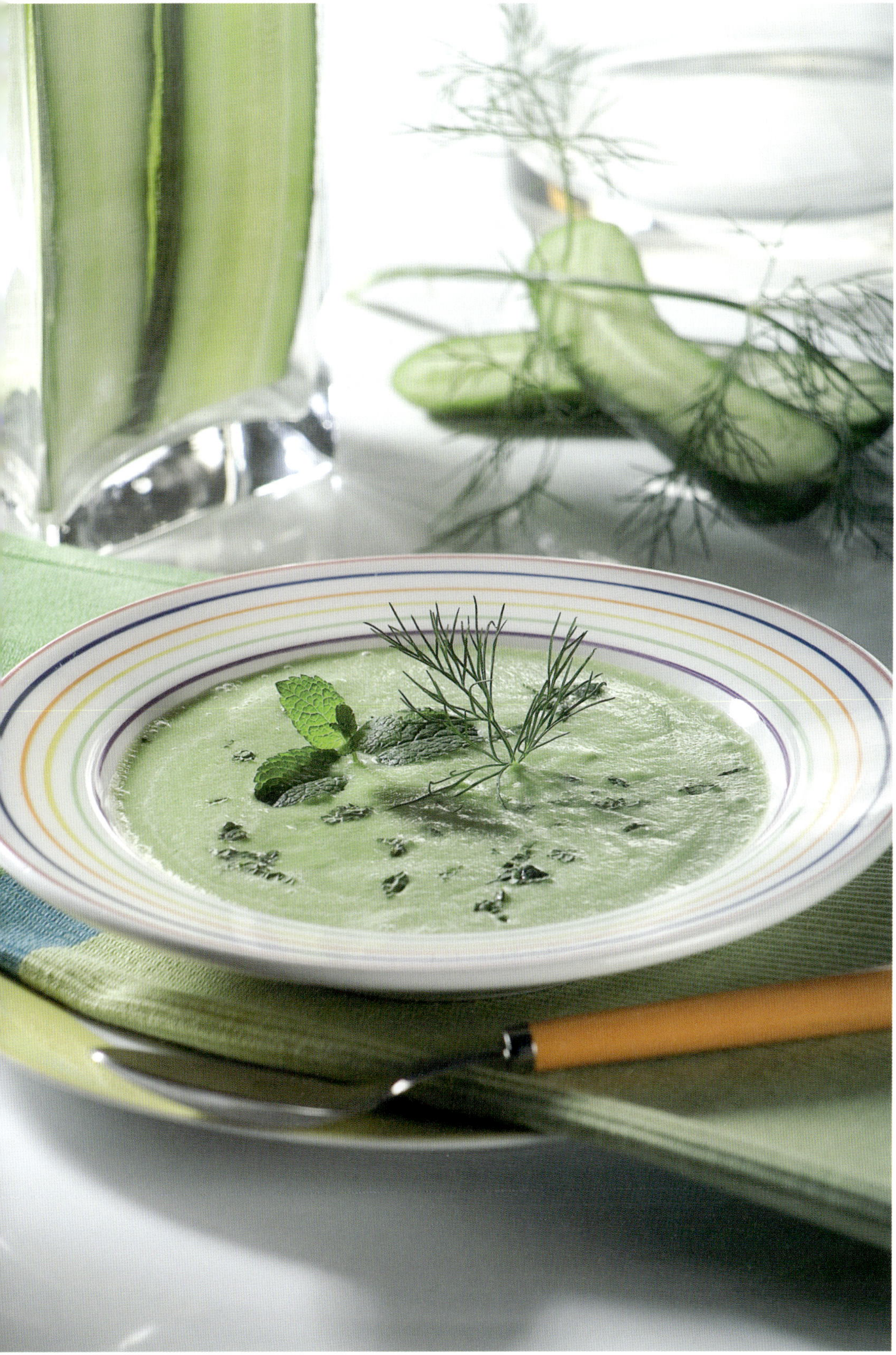

Kartoffel-Karotten-Suppe

1 kg Kartoffeln
1 kg Karotten
250 g Sauerrahm (saure Sahne)
2 EL Dinkelmehl
2 Suppenwürfel
Olivenöl

Geschälte Karotten klein schneiden, in 3 EL Olivenöl kurz anbraten, 1 l Wasser und die beiden Suppenwürfel dazugeben, zugedeckt weich kochen lassen.

Fast alle weich gekochten Karotten aus der Suppe nehmen, kalt abschrecken und für ein anderes Gericht, z. B. Salat, verwenden.

In den Karottensud die geschälten, klein geschnittenen Kartoffeln geben und weich kochen. Dann die Suppe mit dem Pürierstab pürieren.

In die nicht kochende Suppe eine Hälfte des Sauerrahms einrühren, das Dinkelmehl mit der anderen Hälfte des Sauerrahms cremig verrühren und in die Suppe geben. Das Ganze noch einmal unter ständigem Rühren (Wichtig! Sonst gibt es Mehlklümpchen!) aufkochen lassen. Die Konsistenz sollte fein sämig sein. Wenn die Suppe zu dickflüssig geraten ist, noch etwas Wasser dazugeben und noch einmal aufkochen lassen.

Karfiolsuppe

1 Karfiol (Blumenkohl)
1 l Wasser
1 Suppenwürfel
Kümmel, gerieben
Petersilie

Den Karfiol in dem Wasser mit der Suppenwürze weich kochen, mit Kartoffelstampfer zerdrücken und danach mit dem Kümmel und der Petersilie würzen.

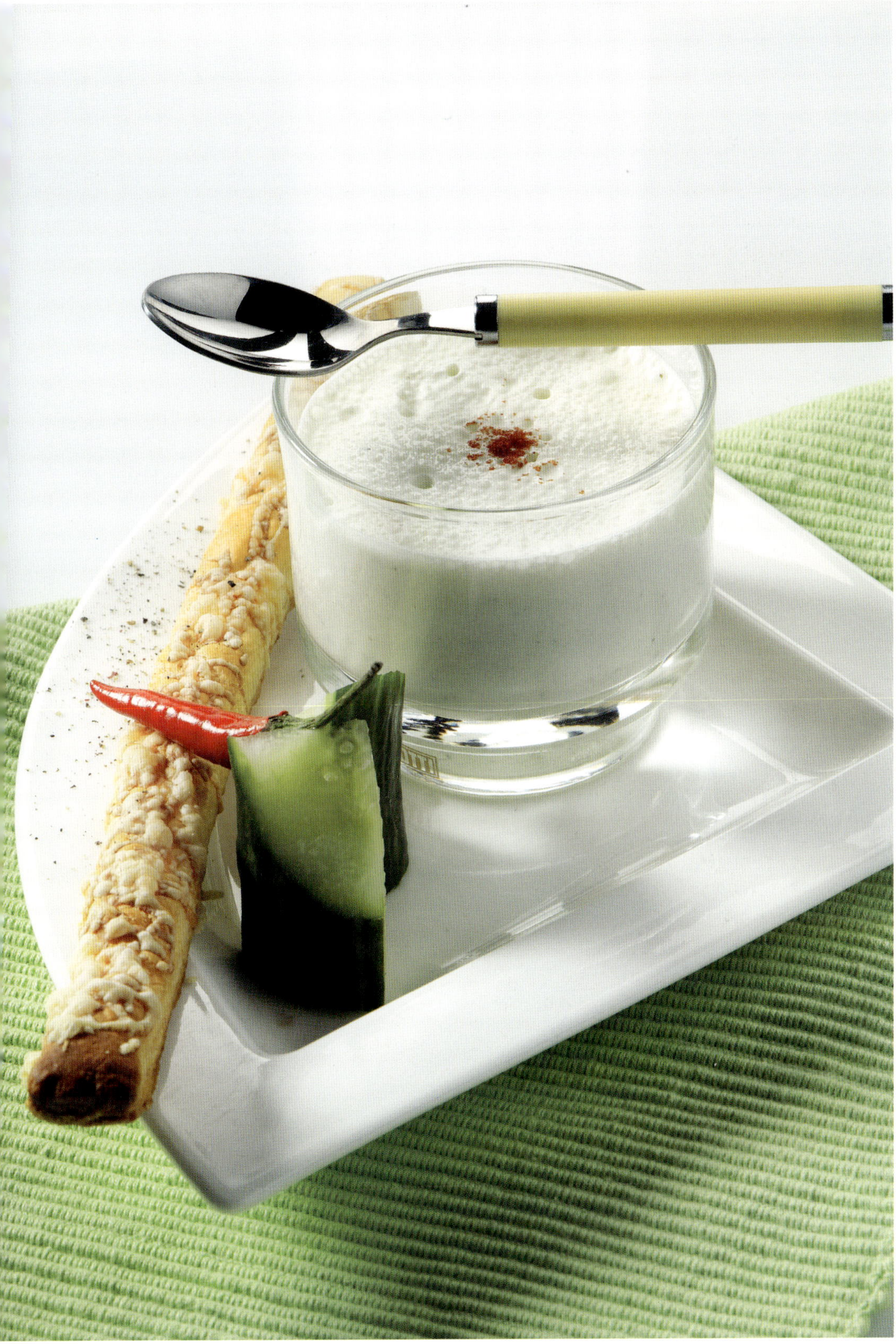

Hauptspeisen

Im Akutfall sind Gemüse- und Nudelgerichte, Fisch, Huhn und Pute sehr gut bekömmlich, nach Abklingen der Beschwerden können auch Rindfleisch, Hülsenfrüchte, blähendes Gemüse und Gewürze (Majoran, Pfeffer, Senf ...) gegessen werden.

Basilikum-Fleischlaibchen

250 g Rinderfaschiertes (Rinderhackfleisch)
Kräuter
1 Ei
2 EL geriebene Mandeln
2 EL fein geriebener Mozzarella
Salz, Pfeffer
1 Handvoll Basilikum, frisch, fein geschnitten
Rapsöl

Zutaten vermengen und mit angefeuchteten Händen Laibchen (Bratlinge) formen. In heißem Rapsöl beidseitig backen, öfters wenden.

Tipp: *Statt in der Pfanne können die Laibchen auch im vorgeheizten Backofen bei 180 Grad gebacken werden: Dafür die Laibchen auf Backpapier setzen, mit etwas Rapsöl beträufeln und auf der mittleren Schiene goldgelb backen.*

Zu den Laibchen passen Kartoffeln und Gemüse jeder Art.

Berglinsen mit Schinken

150 g Berglinsen (keine Konserve!)
250 g Sauerrahm (saure Sahne)
3 EL Dinkelmehl
400 ml Gemüsebrühe
100 g Schinken, mager
Petersilie

Berglinsen unter fließendem Wasser kurz abspülen und in der Gemüsebrühe 10 bis 15 Minuten kernig kochen. Den Schinken würfelig schneiden und mit der Petersilie beimengen, mit Sauerrahm-Dinkelmehl-Mischung eindicken.

Tipp: *Dazu passen gut Dinkelspiralen oder Kartoffelknödeln (S. 94). Verwenden Sie zur Abwechslung auch rote oder gelbe Linsen (Reformhaus).*

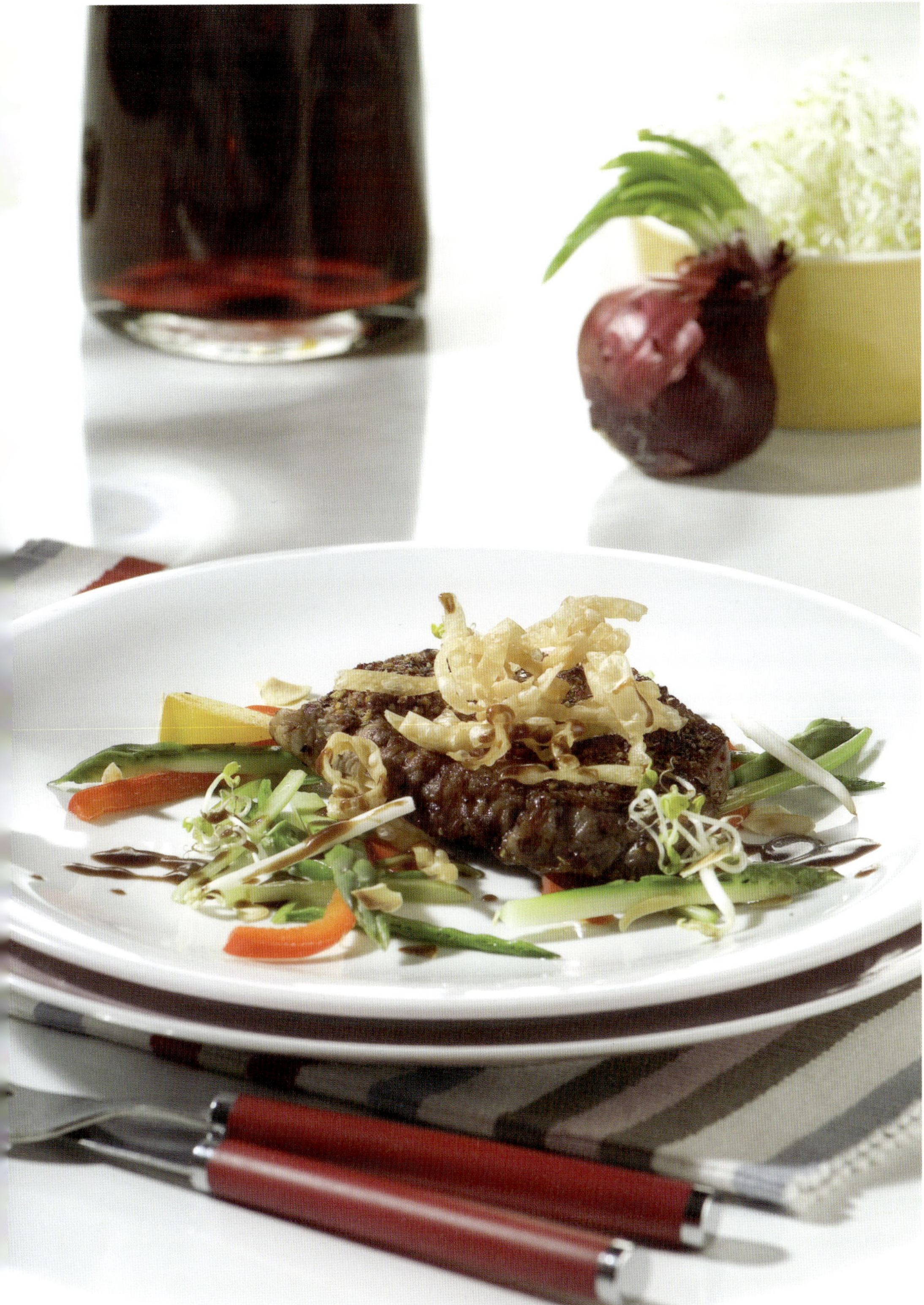

Fleischbällchen mit Kartoffelpüree

Für die Fleischbällchen:
75 g hefefreies Roggenbrot ohne Rinde vom Vortag
100 ml Milch
600 g Rinderfaschiertes (Rinderhackfleisch)
Salz, Pfeffer, Majoran, Thymian, Koriander, Senf, Rosmarin
Rapsöl

Für das Kartoffelpüree:
500 g Kartoffeln
mind. 125 ml Milch
25 g Butter
Suppenwürze

Das Brot klein schneiden, in der Milch einweichen und zu einer geschmeidigen Masse verrühren. Das Fleisch zugeben und mit den Gewürzen abschmecken. Falls Sie kein rohes Fleisch abschmecken möchten, empfiehlt es sich, die Gewürze in einem eigenen Gefäß zu vermengen und vor der Zugabe zum Fleisch zu kosten. Aus der Masse ca. 15 Laibchen (Bällchen) formen und in heißem Rapsöl rundum knusprig braten.

Die Kartoffeln schälen, in kleine Stücke schneiden (je kleiner, desto kürzer die Kochzeit) und in kochendem Salzwasser weich dünsten. Die Kartoffeln abseihen, Milch, Butter und Suppenwürze zugeben und mit einem Handmixgerät rasch verrühren. Nicht zu lange rühren, sonst wird das Püree klebrig. Die Masse sollte eine geschmeidige Konsistenz aufweisen, wenn sie noch zu fest ist, dann etwas Milch zufügen.

Tipp: *Roter-Rüben-Salat (Rote Beete) (mit Weingeistessig zubereitet) passt hervorragend zu diesem Gericht.*

Aus den angegebenen Gewürzen eine größere Menge Gewürzmischung zubereiten und in einem luftdicht verschließbaren Behälter aufbewahren. Somit haben Sie rasch Ihre eigene fertige Gewürzmischung ohne Geschmacksverstärker, wie z. B. Hefeextrakt, und ohne künstliche Aromastoffe für die schnelle Küche im Alltag zur Hand.

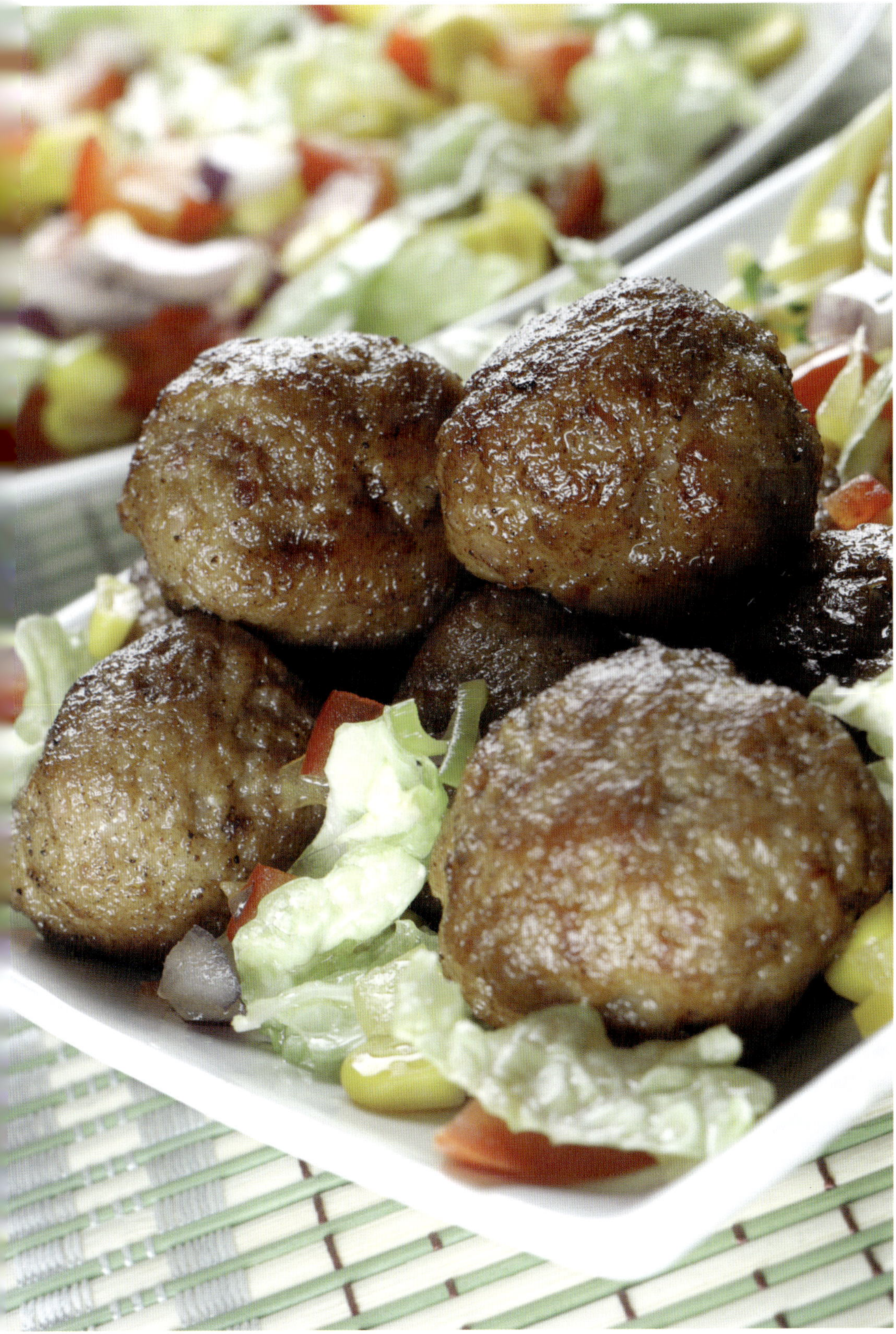

Gefüllte Zucchinitürmchen

2 große grüne Zucchini
2 kleine gelbe Zucchini
250 g Rinderfaschiertes (Rinderhackfleisch)
1 Tasse Langkornreis
Majoran
Petersilie
Suppenwürze
125 g geriebener Mozzarella
Olivenöl

1 Tasse Reis in 2 Tassen kochendem Salzwasser kochen.

Die grünen Zucchini der Länge nach in ca. 5 cm breite Stücke schneiden und mit einem Messer innen rund aushöhlen. Die kleinen gelben Zucchini der Länge nach halbieren und mittig aushöhlen.

Das Rinderfaschierte in einer heißen Pfanne mit 3 EL Olivenöl anbraten, das Zucchinifleisch (übrig nach dem Aushöhlen) mitbraten, mit 250 ml Wasser aufgießen, Suppenwürze dazugeben. Einige Minuten leicht kochen lassen.

Den gekochten Reis untermengen und mit Kräutern würzen.

Die grünen und gelben Zucchini mit der Fleisch-Reis-Masse füllen und als Türmchen bzw. Schiffchen in eine feuerfeste, mit Backpapier ausgelegte Form setzen und mit dem Mozzarella bestreuen.

Im vorgeheizten Backofen bei 180 Grad 15 bis 20 Minuten überbacken.

Rindslungenbraten im Blätterteig

400 g Rindslungenbraten
Dinkelblätterteig
Essiggurken, in Weingeistessig eingelegt
200 g Schinken, mager, dünne Scheiben
1 Ei
Olivenöl

Blätterteig auf einem mit Backpapier belegten Backblech ausrollen, Schinken darauflegen, einige dünn geschnittene Essiggurkenscheiben auf dem Schinken verteilen, den rundum in Olivenöl angebratenen Lungenbraten daraufgeben, mit den restlichen Essiggurkenscheiben belegen und den Blätterteig einrollen. Das Ei verquirlen und den Blätterteig bestreichen.

Im vorgeheizten Backrohr bei 180 Grad backen. Nach den ersten 10 Minuten nochmals mit Ei bestreichen. Insgesamt ca. 30 Minuten backen, bis der Blätterteig goldgelb-knusprig ist.

Tipp: *Dazu passen gut Salzkartoffeln und kalte Basilikumsoße.*

Für die ***Soße*** *250 g Sauerrahm (saure Sahne) und 250 g Naturjoghurt verrühren, einen Spritzer Senf beimengen und mit Basilikum, Salz und Pfeffer abschmecken.*

Rindschnitzel in Karottensoße

4 Rindschnitzel
500 g Karotten
250 g Dinkelspiralen
Olivenöl
Suppenwürze
Senf
250 g Sauerrahm (saure Sahne)
Dinkelmehl

Die Rindschnitzel beidseitig mit Senf bestreichen. Eine Pfanne erhitzen und in 5 EL Olivenöl die Schnitzel beidseitig anbraten. Mit 1/2 l Wasser aufgießen und die Suppenwürze dazugeben. Zum Kochen bringen und auf kleiner Flamme ca. 60 Minuten kochen lassen (oder Schnellkochtopf verwenden).

Die Karotten schälen, klein schneiden und mit dem Fleisch mitkochen.

Nach Ende der Garzeit das Fleisch auf einen Teller herausheben.

Die Karottensoße in ein hohes Gefäß leeren und mit dem Pürierstab fein pürieren. Den halben Sauerrahm einrühren, restlichen Sauerrahm mit 3 EL Dinkelmehl cremig rühren und zur Soße geben. Die Soße zurück in die Pfanne geben und unter ständigem Rühren aufkochen, bis die Soße eindickt. Dann das Fleisch wieder einlegen.

Die Dinkelspiralen in kochendem Salzwasser al dente kochen.

Tipp: *Dazu passt gut grüner Salat.*

Hüferlsteak mit Zucchini-Mozzarella-Gemüse

4 Hüferlsteaks (Hüftsteaks)
2 Zucchini
125 g geriebener Mozzarella
Olivenöl

Die Hüferlsteaks in einer heißen Pfanne mit Olivenöl ca. 4 Minuten auf beiden Seiten anbraten, warm stellen.

In die gleiche Pfanne etwas Olivenöl geben, klein geschnittene Zucchini hinzufügen und anbraten. Zum Schluss den Mozzarella darüberstreuen und so lange braten, bis der Käse geschmolzen ist.

Sofort mit dem Fleisch servieren.

Kartoffelgulasch

750 g Kartoffeln
500 g Karotten
rotes Paprikapulver
2 Suppenwürfel
ev. in Weingeistessig eingelegte Essiggurkerln
Frankfurter Würstchen (Wiener Würstchen)
250 g Sauerrahm (saure Sahne)
Dinkelmehl
Olivenöl
Salz, Majoran

Die Karotten schälen und kleinwürfelig schneiden. Die Kartoffeln schälen und klein schneiden. Einen großen Topf erhitzen, 5 EL Olivenöl zugeben und das Gemüse kurz anbraten. Dann mit 1,5 l Wasser aufgießen, Suppenwürfel und rotes Paprikapulver dazugeben und nach dem ersten Aufkochen zugedeckt auf kleiner Flamme 15 bis 20 Minuten kochen lassen.

Mithilfe einer Schöpfkelle die Hälfte des Karotten-Kartoffel-Gemüses auf einem Teller beiseitelegen. Die restliche Suppe mit einem Pürierstab pürieren, die Hälfte des Sauerrahms zugeben, restlichen Sauerrahm mit 3 EL Dinkelmehl cremig verrühren und zur Suppe geben.
Das Gulasch nun unter ständigem Rühren aufkochen, mit Salz und Majoran würzen. Falls das Gulasch zu dick ist, noch etwas Wasser zugeben.

Essiggurkerln fein schneiden, Frankfurter Würstchen in Scheiben schneiden, beides zum Gulasch geben und einmal kurz aufkochen lassen.

Dinkelspaghetti mit grünem Pesto

300 g Dinkelspaghetti
Basilikum
Olivenöl
Sonnenblumenöl
Kartoffelflocken
Salz
ev. gehackte Pinienkerne

Einen großen Topf mit 1,5 l Wasser, 1 TL Salz und 3 EL Olivenöl zum Kochen bringen und darin die Spaghetti 3 bis 5 Minuten al dente kochen.

Das Basilikum klein hacken und in 50 g Olivenöl mit einem Schuss Sonnenblumenöl verrühren. Kartoffelflocken je nach gewünschter Konsistenz einrühren, salzen. Nach Belieben gehackte Pinienkerne dazugeben.

Tipp: *Das Pesto eignet sich gut zum Einfrieren bzw. ist auch im Kühlschrank einige Tage haltbar. Da keine histaminhältigen Zutaten verwendet werden, kann das Pesto auch nach einigen Tagen von Personen mit Histaminintoleranz verzehrt werden.*

Diese Art Pesto ist auch in Reformhäusern erhältlich und ist somit auch länger haltbar.

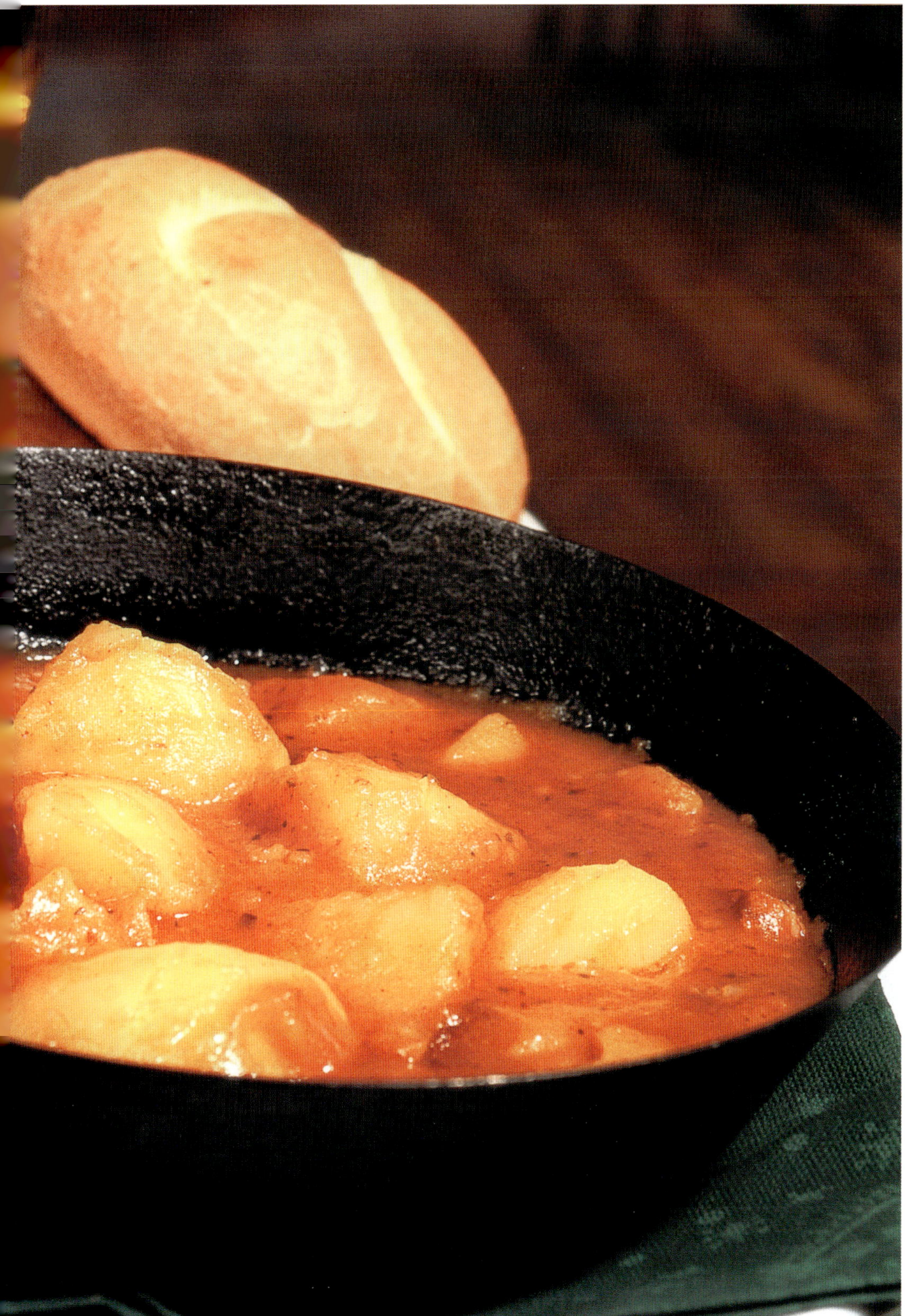

Pizza

Für den Teig:
250 g Dinkelmehl
1/2 Pkg. Weinsteinpulver
4 EL Olivenöl
150 ml Buttermilch
1/2 TL Salz

Für den Pizzabelag:
150 g grünes Pesto
250 g fein geschnittener Schinken (mager)
200 g Mais aus dem Glas
(keine Konservendosen!)
200 g geriebener Mozzarella
nach Belieben grüne Oliven aus dem Glas oder anderes – gekochtes – Gemüse, wie z. B. Brokkoliröschen

Die Zutaten gut zu einem geschmeidigen Teig verrühren, in 4 Teile teilen und jeden Teil zu einer runden, dünnen Pizza formen. Diese auf ein mit Backpapier belegtes Backblech legen und mit dem grünen Pesto bestreichen.

Die Pizzas nach Belieben mit dem Schinken, Mais, Oliven, Gemüse ... belegen, den Mozzarella darüberstreuen und bei 200 Grad ca. 15 Minuten backen.

Tipp: *Die Pizzas lassen sich – vor dem Backen – sehr gut einfrieren.*

Gemüse im Tempurateig

Für den Tempurateig:
100 g Maizena
100 g Dinkelmehl
230 ml Wasser, eiskalt
Salz
1 Msp. Backpulver

Für das Gemüse:
Zucchinischeiben,
Brokkoliröschen, Karottenstifte,
bissfest gekocht

Für die Basilikumsoße:
125 g Sauerrahm (saure Sahne)
125 g Naturjoghurt
etwas Senf
etwas Mayonnaise
Basilikum

Rapsöl zum Ausbacken

Die Teigzutaten verrühren, das Gemüse auf einer Gabel aufgespießt durch den Teig ziehen und in heißem Rapsöl rundum ausbacken. Auf Küchenkrepp legen und bis zum Servieren warm halten.

Für die Basilikumsoße alle Zutaten zu einer feinen Creme verrühren und mit dem Gemüse servieren.

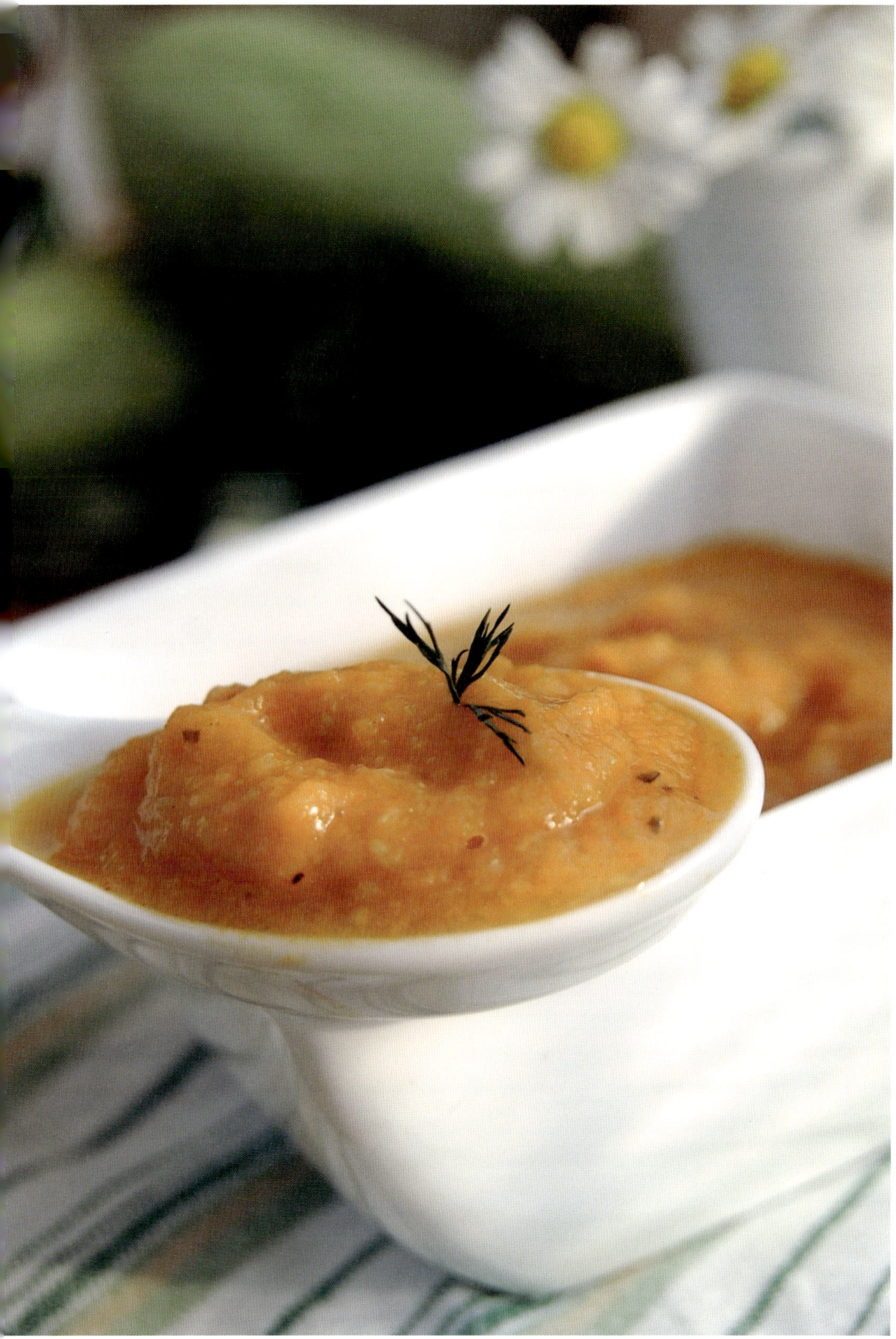

Gratinierte Schinkenfleckerln

250 g Dinkelfleckerln
(oder Spiralen, Hörnchen etc.)
200 g gekochte Putenbrust oder Putenschinken
3 Eier
250 g Sauerrahm (saure Sahne)
Basilikum, Oregano
Salz, Pfeffer
200 g geriebener Mozzarella

Den Backofen auf 180 Grad vorheizen.

Dinkelfleckerln in einem großen Topf mit kochendem Salzwasser und Olivenöl ca. 5 Minuten bissfest kochen, in ein Sieb gießen und mit kaltem Wasser kurz abschrecken.

Den Schinken in kleine Stücke schneiden.

In einer Schüssel den Sauerrahm mit den Eiern verrühren, mit den Kräutern würzen, Fleckerln und Schinken hinzufügen und mit Salz und Pfeffer abschmecken.

Eine feuerfeste Form mit Backpapier auskleiden und die Masse einfüllen. Mit dem geriebenen Mozzarella bestreuen und im Backofen bei 180 Grad ca. 25 Minuten überbacken.

Mit grünem Salat servieren.

Tipp: Gemüse-Schinkennudeln
Sie können auch in Salzwasser bissfest gekochtes Gemüse wie Brokkoliröschen oder kleine Karottenstücke in die Nudelmasse unterheben.

Kartoffel-Karotten-Brokkoli-Pfanne

1/2 Brokkoli
1/2 kg Karotten
1/2 kg Kartoffeln
1/2 l Wasser
1 Suppenwürfel
Olivenöl
ev. Basilikum

In die heiße Pfanne 3 EL Olivenöl geben und die klein geschnittenen Karotten und Kartoffeln kurz anbraten, die Brokkoliröschen hinzufügen und mit 1/2 l Wasser ablöschen. Den Suppenwürfel dazugeben, 15 Minuten köcheln lassen.

Kurz vor dem Servieren eventuell Basilikum darüberstreuen.

Tipp:
Hackfleisch-Karotten-Brokkoli-Pfanne
Die Kartoffeln können durch Rinderfaschiertes (Rinderhackfleisch) ersetzt werden: Das Fleisch wird als Erstes in Olivenöl angebraten und danach wird wie oben beschrieben fortgefahren. Dazu passt Reis oder Quinoa.

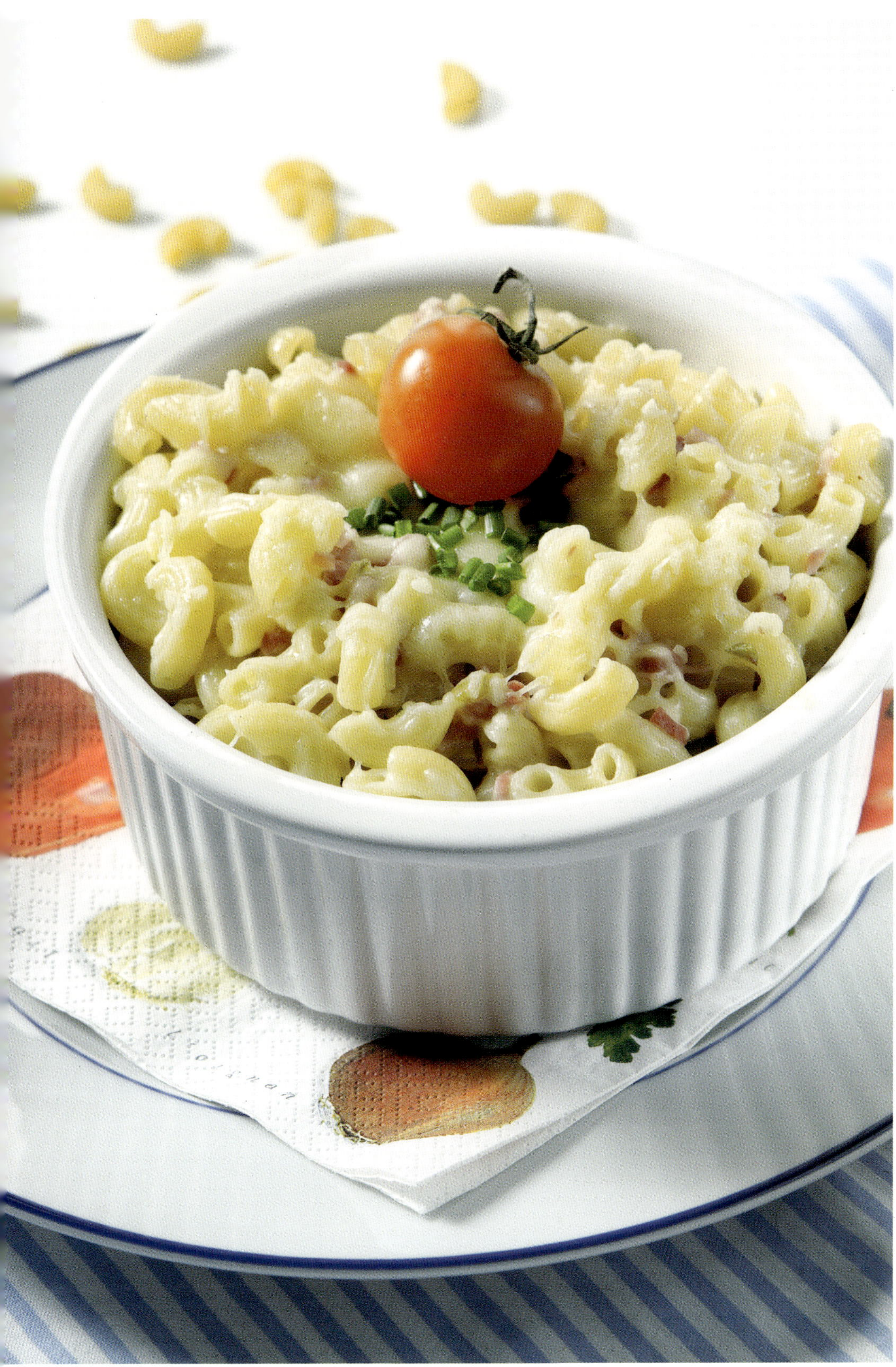

Gratiniertes Gemüse

1 Brokkoli
1 kg Kartoffeln
1 kg Karotten
3 EL Olivenöl
1 Suppenwürfel
2 Eier
250 g Sauerrahm (saure Sahne)
Kräuter
200 g geriebener Mozzarella
Salz

Die Karotten und Kartoffeln schälen, in einem heißen Topf kurz in Olivenöl anbraten, mit 1/2 l Wasser aufgießen und mit dem Suppenwürfel würzen. Die Brokkoliröschen dazugeben und das Gemüse ca. 5 bis 10 Minuten bissfest garen.

Das Gemüse abseihen, wobei der vitaminreiche Sud aufgefangen und für eine Suppe weiterverwendet werden kann.

Das Gemüse in eine feuerfeste, mit Backpapier ausgekleidete Form geben. Die beiden Eier mit dem Sauerrahm, 50 g Mozzarella, Kräutern und Salz vermischen und über das Gemüse gießen. Zum Abschluss den restlichen Mozzarella darüberstreuen und ca. 20 Minuten im Backofen gratinieren.

Schwedische Lachspfanne

200 g Lachsfilet, tiefgefroren
3 EL Olivenöl
6 – 8 klein geschnittene Karotten
1 Zucchini
Suppenwürze
125 g Sauerrahm (saure Sahne)

Das Lachsfilet in einer heißen Pfanne mit Olivenöl anbraten, die Karotten kurz mitbraten und mit 1/2 l Wasser aufgießen. Mit Suppenwürze würzen und 15 Minuten leicht kochen lassen.

Das Lachsfilet zerteilen und Sauerrahm einrühren.

Tipp: *Schmeckt hervorragend mit Reis, Wildreis oder Quinoa.*

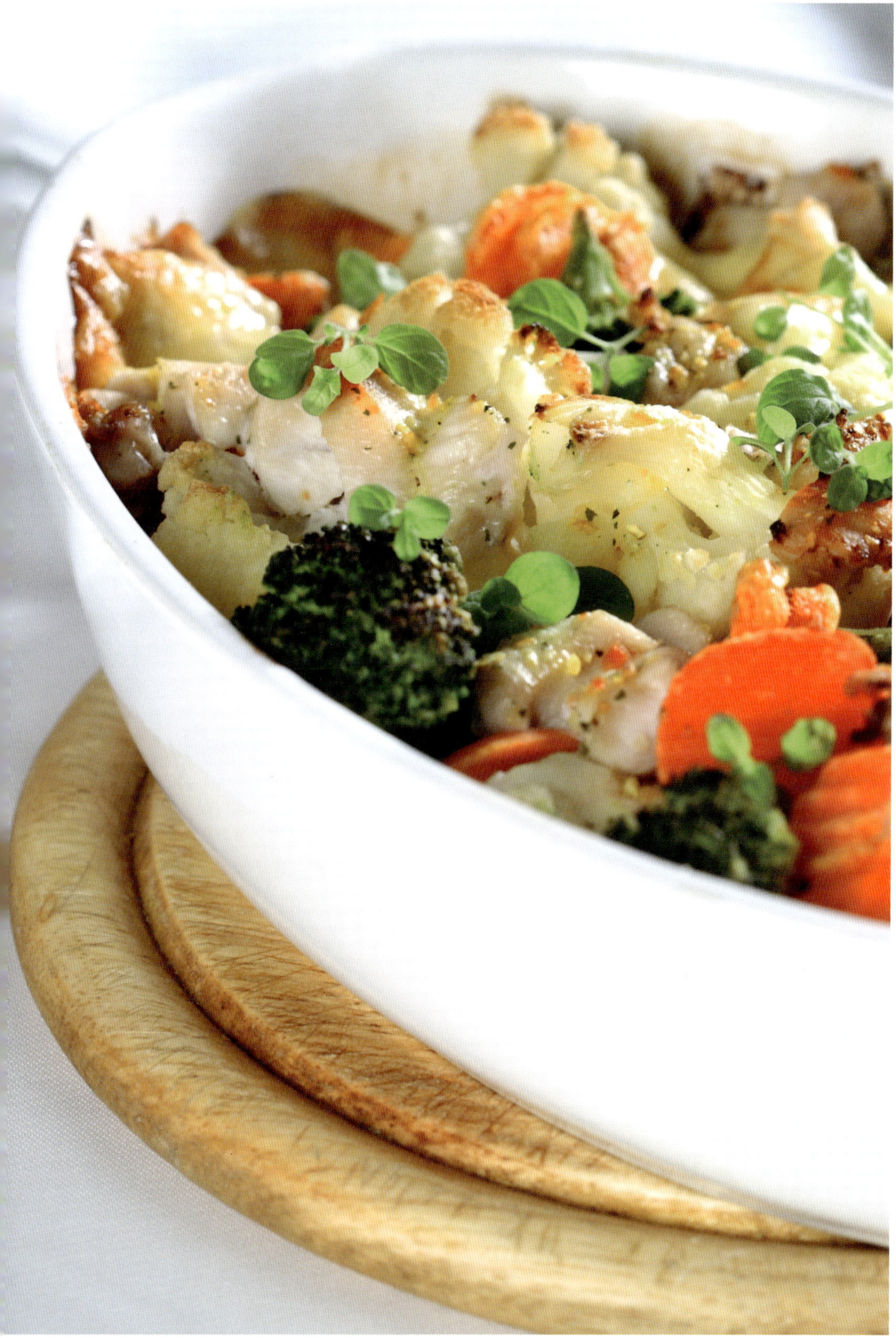

Fischpfanne

200 g Pangasiusfilet, tiefgefroren
3 EL Olivenöl
1 kleines Stück Sellerie, klein geschnitten
3 große Karotten, klein geschnitten
1 kleine Zucchini, klein geschnitten
Suppenwürze
Rosmarin, Thymian

Das Fischfilet in einer heißen Pfanne mit Olivenöl beidseitig anbraten, mit 250 ml Wasser aufgießen, Suppenwürze zugeben, klein geschnittenes Gemüse beimengen und sparsam (!) mit Rosmarin und Thymian abschmecken. Ca. 10 Minuten leicht kochen lassen.

Tipp: *Dazu passen Reis, Wildreis, Quinoa, Spätzle, Salzkartoffeln.*

Zander in Kräuterkruste

4 Zanderfilets
2 Tassen Basmatireis
400 g Karotten
Olivenöl
3 Dotter (Eigelb)
3 EL Milch
gemischte Kräuter
(Petersilie, Schnittlauch ...)
Dinkelmehl
Rapsöl

Dotter mit Milch und Kräutern verquirlen. Die Fischfilets unter fließendem Wasser kalt abspülen, in Dinkelmehl wenden, danach in der Dotter-Milch-Kräuter-Mischung und abschließend nochmals in Dinkelmehl wenden. In heißem Rapsöl beidseitig goldgelb backen.

4 Tassen Wasser zum Kochen bringen, den Reis weich kochen.

Die Karotten schälen und in schmale Stifte schneiden. In einer heißen Pfanne in Olivenöl kurz anbraten, 3 bis 5 EL Wasser zugeben und weich dünsten.

Fisch mit Reis und Karotten servieren.

Tipp: *Schmeckt gut mit grünem Salat.*

Hühnerfilet mit Basilikum-Schinken-Mozzarella

4 Hühnerfilets
4 Scheiben Putenschinken
8 Scheiben Mozzarella
frisches Basilikum
Olivenöl
Salz, Pfeffer

In die Hühnerfilets seitlich kleine Taschen schneiden, mit je einer Scheibe Putenschinken und 2 Scheiben Mozzarella sowie frischem Basilikum füllen, mit einem Zahnstocher feststecken, rundum in heißem Olivenöl anbraten und mit 250 ml Wasser aufgießen. Die Filets salzen und pfeffern. Basilikum zur Soße geben.

30 Minuten kochen lassen.

Tipp: *Dieses leichte Hühnergericht schmeckt besonders gut mit Basmatireis, Quinoa oder Hirse.*

Putengeschnetzeltes mit Karotten und Zucchini

250 g Putenbrustfleisch, klein geschnitten
750 g Karotten, klein geschnitten
1 Zucchini, klein geschnitten
Olivenöl
Suppenwürze
250 g Sauerrahm (saure Sahne)
3 EL Dinkelmehl
Petersilie, Salz, Pfeffer

Putenfleisch in heißer Pfanne mit 5 EL Olivenöl rundum anbraten, Karotten und Zucchini beimengen und kurz mitrösten, mit 1/2 l oder etwas mehr Wasser aufgießen, Suppenwürze beimengen und 15 bis 20 Minuten kochen lassen. Mit Sauerrahm-Dinkelmehl eindicken und mit Petersilie, Salz und Pfeffer abschmecken.

Tipp: *Statt Zucchini kann auch Brokkoli verwendet werden.*

Gemüse-Curry

200 ml Kokosmilch
200 ml Gemüsebrühe
Salz
Koriander
1 EL grüne Currypaste
1 Zucchini
1 Brokkoli
1 kleines Stück Sellerie
500 g Karotten
250 g Gelbe Rüben
Olivenöl
Suppenwürze

Zucchini, Sellerie, Karotten und Gelbe Rüben klein schneiden und in einem heißen Topf mit Olivenöl anbraten, mit 200 ml Wasser und der Kokosmilch aufgießen, etwas Suppenwürze zufügen. Den Brokkoli in kleine Röschen teilen und zugeben. Das Gemüse bissfest kochen und mit Koriander und der Currypaste abschmecken.

Tipp: *Dazu passt gut Basmatireis.*

Dinkelspiralen mit Schinken-Basilikum-Soße

150 g Putenschinken
250 g Sauerrahm (saure Sahne)
3 EL Dinkelmehl
1/2 l Wasser
1 Suppenwürze
Basilikum, frisch oder tiefgekühlt
Salz, Pfeffer
Olivenöl
250 g Dinkelspiralen

Den Schinken in kleine Würfel schneiden und in einer heißen Pfanne mit 2 EL Olivenöl kurz anbraten. Mit Wasser aufgießen, Suppenwürze und klein gehacktes Basilikum hinzufügen. Kurz kochen lassen.

Pfanne vom Herd nehmen und die Hälfte des Sauerrahms dazugeben, den restlichen Sauerrahm mit Dinkelmehl zu einer geschmeidigen Creme rühren und in die Soße geben. Das Ganze unter ständigem Rühren aufkochen lassen, bis die Soße eindickt.

Dinkelspiralen bissfest kochen und mit der Schinken-Basilikum-Soße anrichten.

Tipp: *Servieren Sie zu diesem Gericht grünen Salat mit Kernöl.*

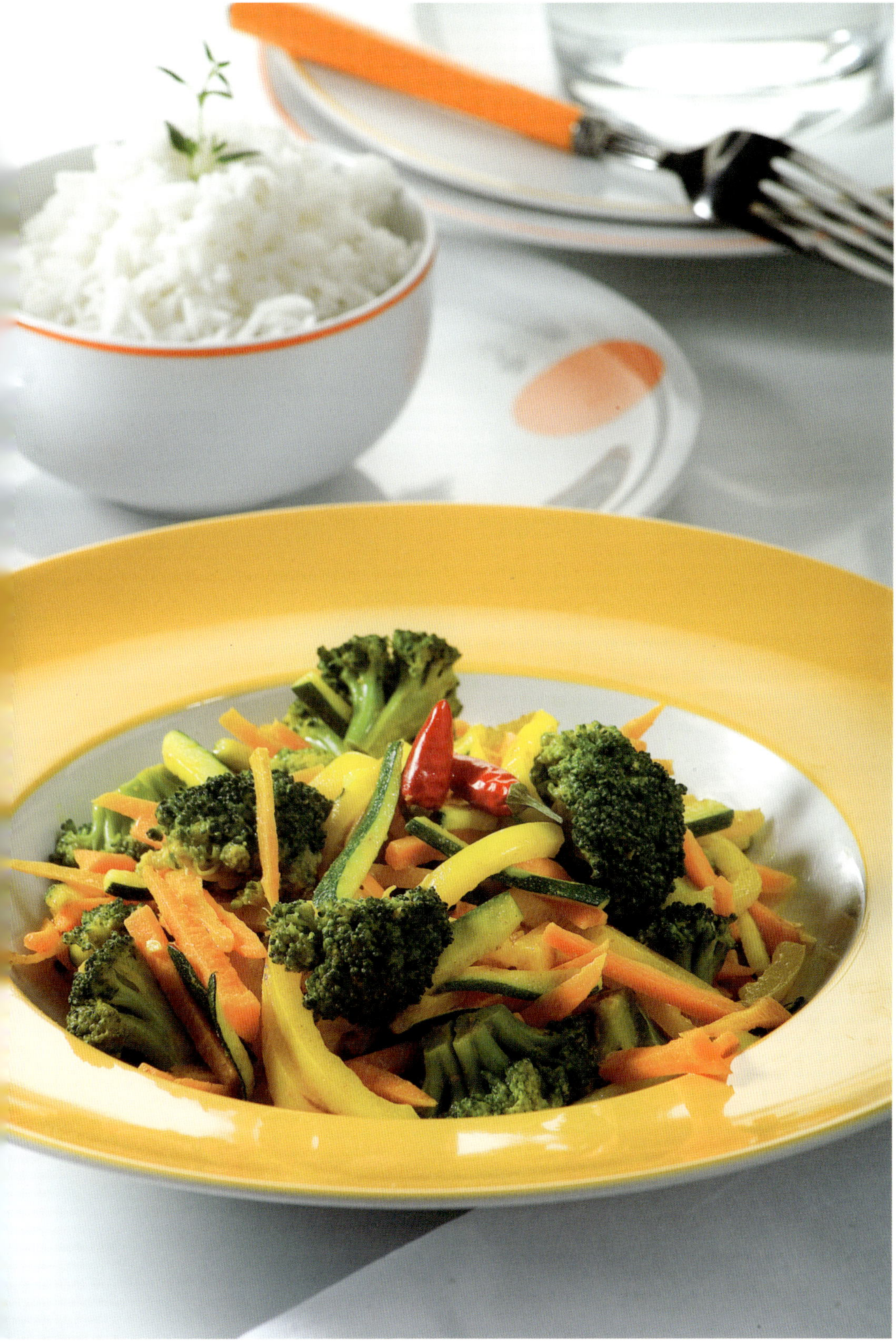

Kartoffelknödel

750 g Kartoffeln, mehlige Sorte
2 Eier
200 g Dinkelmehl
Salz

Die Kartoffeln in Salzwasser garen, kalt abspülen und schälen. Mit einem Kartoffelstampfer zerstampfen, die beiden Eier und das Mehl zugeben, salzen und rasch zu einem glatten Teig verarbeiten.

Den Teig in 10 Stücke teilen und zu Knödeln formen.

In einem großen Topf ca. 1 l Wasser zum Kochen bringen, salzen, die Knödel vorsichtig einlegen und ca. 10 Minuten siedend kochen lassen.

Mit Kürbis- oder Zucchinigemüse reichen.

Schinken-Eier-Käse-Pfanne

150 g Schinken, mager
3 Eier
3 EL Milch
100 g geriebener Mozzarella
Salz, Pfeffer
Olivenöl

In eine heiße Pfanne 3 EL Olivenöl geben und den klein geschnittenen Schinken anbraten.

Die Eier mit der Milch verquirlen und über den Schinken gießen. Auf kleiner Flamme diese Eierspeise braten, mehrmals umrühren, würzen und kurz vor Ende der Garzeit den geriebenen Mozzarella zugeben. Ständig rühren, bis die Eierspeise ganz durchgebraten ist.

Tipp: *Dazu können Sie beim Frühstück Roggen-Sauerteig-Brot mit Butter oder als Hauptspeise gekochte Salzkartoffeln servieren.*

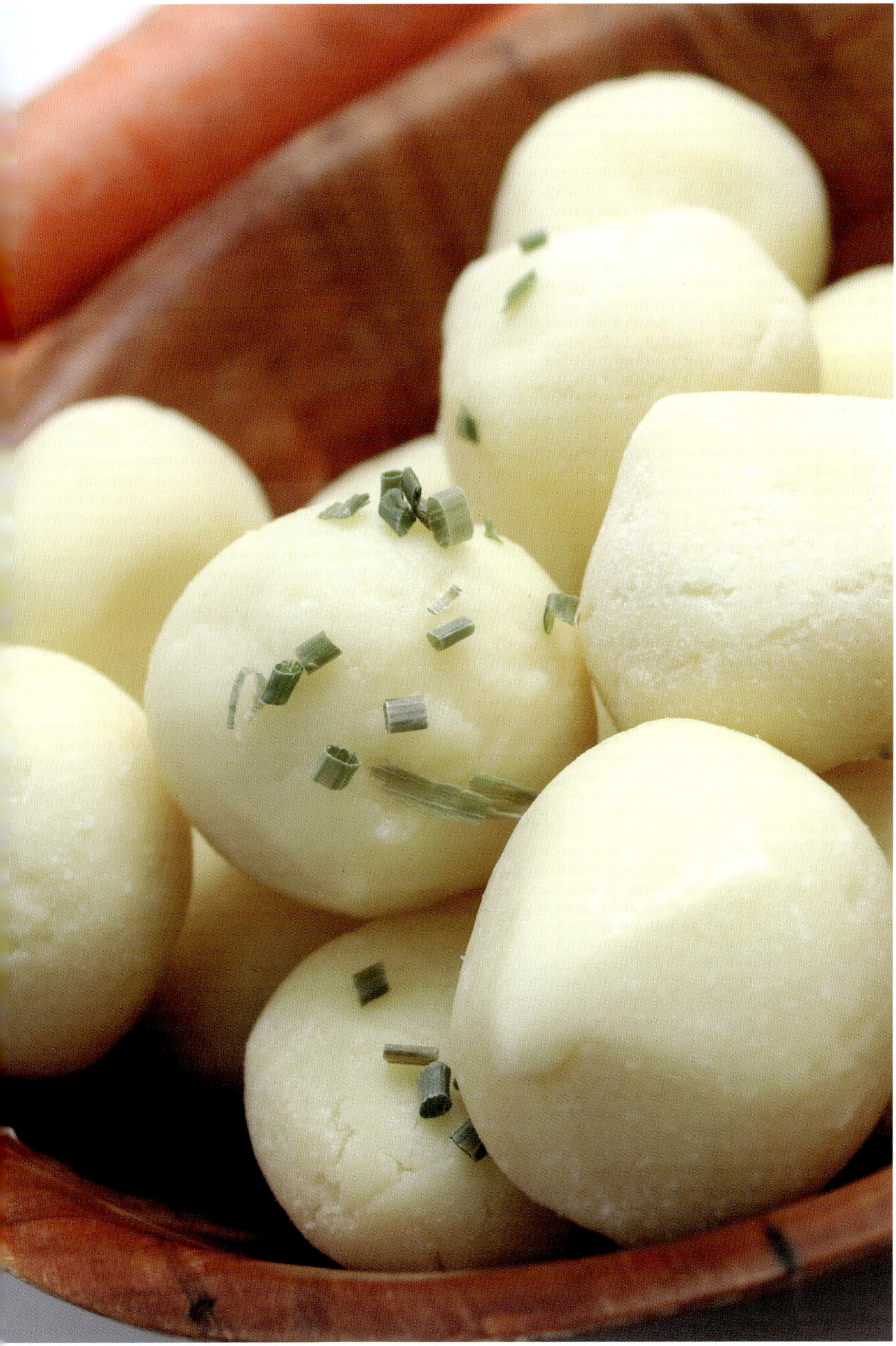

Kartoffel-Schinken-Lauch-Pfanne

6 gekochte Kartoffeln
1/2 Stange Lauch
250 g Putenschinken
125 g geriebener Mozzarella
Olivenöl

Alles klein schneiden, Pfanne erhitzen, 3 EL Olivenöl dazu und sofort alle Zutaten, außer Käse, beigeben und anbraten. Kurz vor Ende der Bratzeit den geriebenen Mozzarella darüberstreuen und so lange braten, bis der Käse geschmolzen ist.

Tipp: *Dazu passt grüner Salat mit Kernöl.*

Kartoffelgratin

8 große Kartoffeln
250 g Sauerrahm (saure Sahne)
2 Eier
200 g Mozzarella
Salz
Basilikum

Backofen auf 180 Grad vorheizen.

Kartoffeln kochen (nicht zu weich kochen!) und schälen, in dünne Scheiben schneiden und in eine mit Backpapier ausgekleidete feuerfeste Form schlichten.

Die Eier mit dem Sauerrahm verquirlen, Mozzarella beimengen, mit Salz und Basilikum würzen und über die Kartoffeln gießen.

Im Backofen 25 bis 30 Minuten backen.

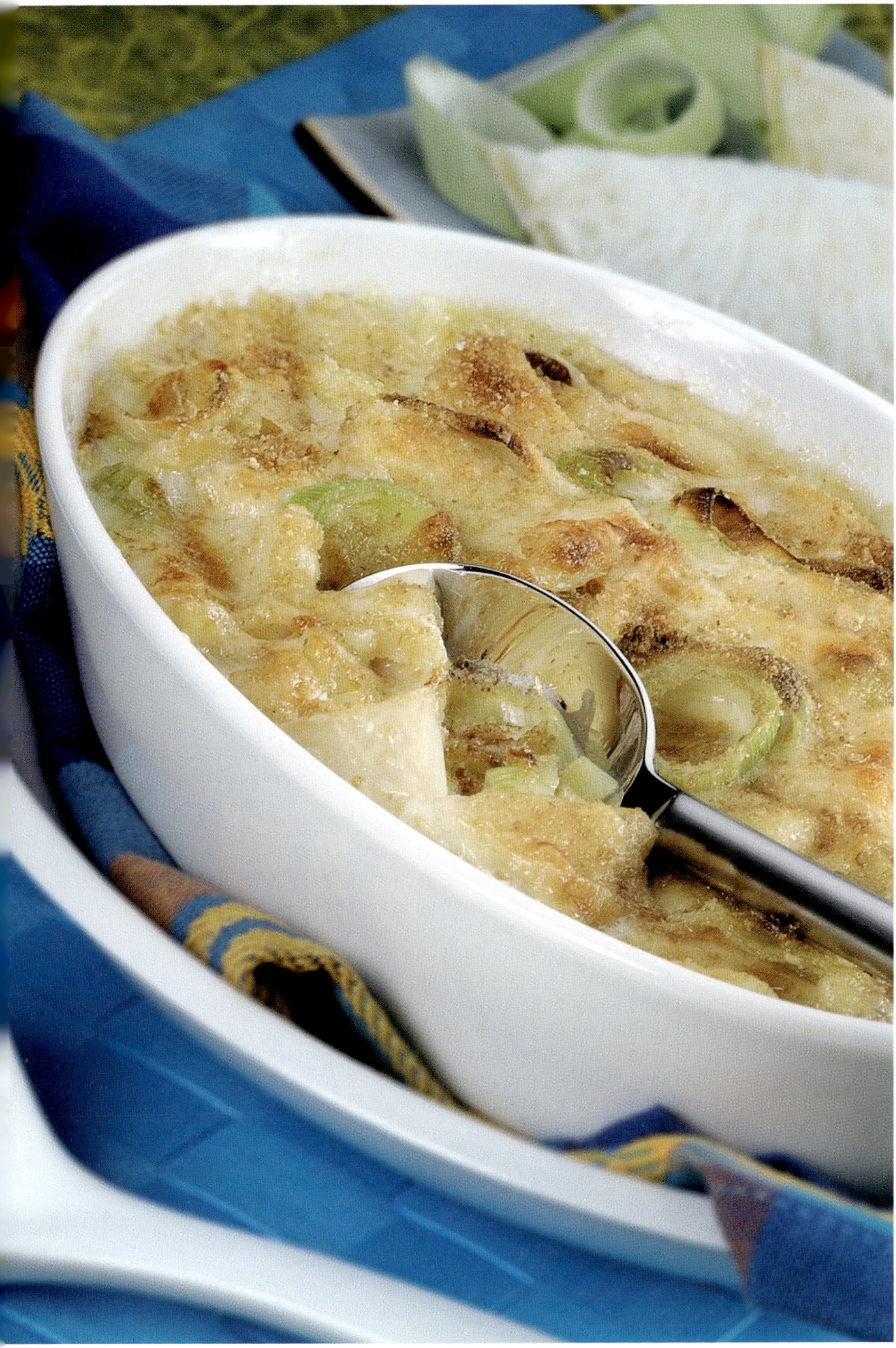

Bunter Fleisch-Gemüse-Teller

250 g Rinderfaschiertes (Rinderhackfleisch)
750 g Karotten
1 Brokkoli
250 g kleine Teigwaren (z. B. Mais-Ditalini, Dinkelhörnchen)
Olivenöl
Suppenwürze
Kräuter

In eine heiße Pfanne 3 EL Olivenöl geben und das Fleisch darin anbraten, mit 250 ml Wasser aufgießen und mit Kräutern und Suppenwürze abschmecken.

Die klein geschnittenen Karotten in einem heißen Topf in 3 EL Olivenöl anbraten, mit 300 ml Wasser aufgießen, etwas Suppenwürze zugeben, Brokkoliröschen einlegen und das Gemüse bissfest kochen.

Die Teigwaren nach Packungsanleitung zubereiten.

Auf einem Teller die 3 Speisen auf je einem Drittel des Tellers anrichten.

Tipp: *Das Gericht harmoniert auch gut mit Polenta (Maisgrieß), Quinoa, Reis, Wildreis, Amaranth oder Kartoffeln.*

Majoranfleisch mit Dinkelbandnudeln

500 g Rindschnitzel
250 g Karotten
250 g Sauerrahm (saure Sahne)
3 EL Dinkelmehl
Majoran
Suppenwürze
Salz, Pfeffer

350 g Dinkelbandnudeln

Das Rindfleisch beidseitig in Olivenöl anbraten, mit 1/2 l Wasser aufgießen, Suppenwürze und Majoran zugeben, ca. 1 Stunde zugedeckt kochen lassen (oder im Schnellkochtopf kochen), 10 Minuten vor Ende der Kochzeit die klein geschnittenen Karotten beimengen. Sauerrahm mit Dinkelmehl verrühren und in die kochende Soße geben, unter ständigem Rühren aufkochen.

Mit Dinkelbandnudeln anrichten.

Tipp: *Roter-Rüben-Salat (Rote Beete) und grüner Salat passen hervorragend zu diesem Gericht.*

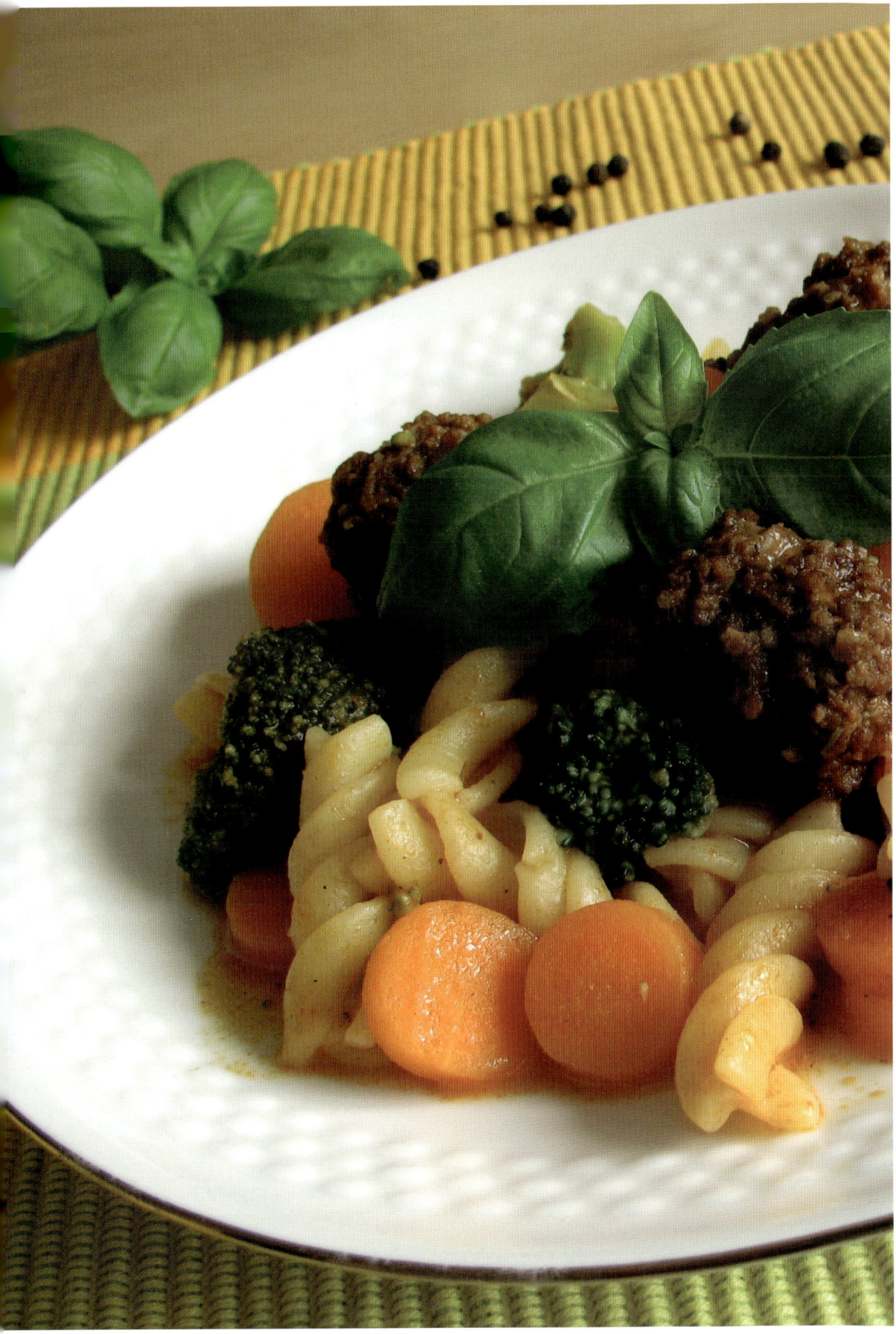

Salate

Rohkost belastet den Magen, deshalb ist auch bei den Salaten gekochtes Gemüse zu empfehlen. Zarter grüner Salat und Rucola werden hingegen gut vertragen. Beim Würzen Salz und Pfeffer sparsam einsetzen, lieber auf frische Kräuter (Basilikum, Petersilie ...) zurückgreifen.

Kartoffel-Rucola-Salat

8 gekochte Kartoffeln
Rucola
Kernöl
Leinöl

Gekochte Kartoffeln in dünne Scheiben schneiden, Rucola waschen und dazugeben, mit einem Schuss Kernöl und einem Schuss Leinöl abmachen.

Tipp: *Dieser Salat kann z. B. mit in Olivenöl angebratenen Zucchini und/oder in Olivenöl angebratenen Halloumi-Käse verfeinert werden.*

Brokkoli-Karotten-Reis-Zucchini-Salat

1 Brokkoli
1 Zucchini
500 g Karotten
1 Suppenwürfel
1 Tasse Reis
Kernöl
Olivenöl

Zucchini schälen, in kleine Stücke schneiden und in Olivenöl gemeinsam mit den klein geschnittenen Karotten anbraten. Mit Wasser aufgießen, bis das Gemüse bedeckt ist. Suppenwürfel zugeben. Den Brokkoli in kleine Röschen teilen und zugeben. Das weich gekochte Gemüse mit einer Schöpfkelle aus der Suppe nehmen. Dieses Kochwasser enthält viele Vitamine und sollte für eine Suppe weiterverwendet werden.

Reis nach Anleitung kochen. Das gekochte Gemüse mit dem Reis vermengen.

Mit Kernöl oder Olivenöl abschmecken.

Tipp: *Nach Belieben kann dieser Salat mit Kopfsalat und/oder Rucola verfeinert werden.*

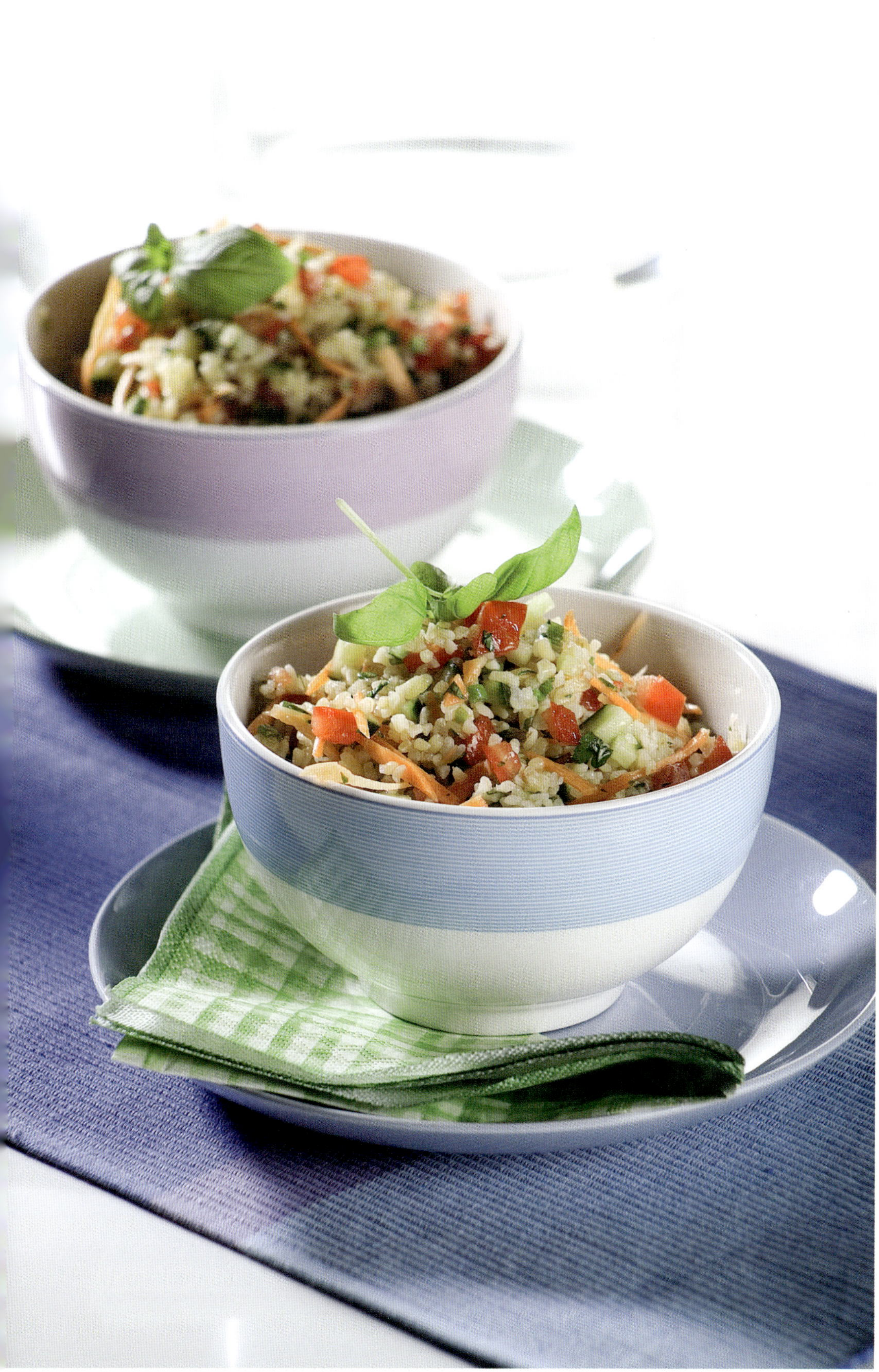

Nudelsalat

250 g Dinkelspiralen
250 g Putenschinken
150 g Bierkäse
125 g Sauerrahm (saure Sahne)
125 g Naturjoghurt
Mayonnaise
Senf
5 Karotten
1/2 Brokkoli
Petersilie
Basilikum
Salz

Die Dinkelspiralen in kochendem Salzwasser ca. 5 Minuten bissfest kochen und kalt abschrecken.

Die Karotten schälen, kleinwürfelig schneiden und gemeinsam mit den Brokkoliröschen in kochendem Salzwasser bissfest kochen und kalt abschrecken.

Den Schinken und den Käse kleinwürfelig schneiden.

In einer großen Schüssel den Sauerrahm mit Joghurt, Senf und Mayonnaise cremig rühren, mit Salz, Petersilie und Basilikum abschmecken und die gekochten Spiralen sowie den Schinken und den Käse hinzufügen.

Zuletzt das gekochte Gemüse vorsichtig unterheben.

Tipp: *Am besten schmeckt der Salat, wenn Sie ihn vor dem Verzehr für ca. 20 Minuten in den Kühlschrank stellen.*

Wird der Salat für mehrere Tage im Voraus (z. B. für Büromahlzeiten) zubereitet, so sollte die Rahm-Joghurt-Marinade in einem eigenen Gefäß aufbewahrt werden und nur die jeweilige Portion damit abgemacht werden. Die Nudeln saugen sonst die gesamte Flüssigkeit auf und der Salat wird trocken.

Kartoffel-Zucchini-Vogerlsalat

2 Handvoll gezupfter, gewaschener Vogerlsalat (Feldsalat)
1 Handvoll gekochte, klein geschnittene Kartoffeln
1 Zucchini
1 Handvoll geriebener Mozzarella
Kernöl
Petersilie
Olivenöl zum Anbraten

Vogerlsalat mit den Kartoffeln vorsichtig vermengen, die Zucchini in heißem Olivenöl anbraten und noch heiß zum Salat geben. Sofort verrühren und den Mozzarella rasch einrühren, bis der Käse geschmolzen ist.

Mit Petersilie und Kernöl abschmecken.

Maissalat

500 g Mais aus dem Glas (keine Konserven!)
250 g Sauerrahm (saure Sahne)
250 g Naturjoghurt
Senf
Mayonnaise
gelbes Currypulver

Den Mais unter fließendem Wasser abspülen.

In einer Salatschüssel den Sauerrahm, das Joghurt mit Senf und Mayonnaise cremig verrühren und mit dem Currypulver abschmecken.

Zuletzt den Mais unterheben.

Süßspeisen und Desserts

Selbst gemachte Süßspeisen aus Eiern, Mehl und Milch werden im Allgemeinen sehr gut vertragen. Das Einzige, was dem Magen meist nicht gut bekommt, ist der weiße Zucker. Rohrzucker hingegen wird grundsätzlich sehr gut vertragen, daher sind nachfolgende Rezepte sehr magenfreundlich.

Grießkoch

1 kleines Stück Butter
5 EL Dinkelgrieß
Milch
Rohrzucker
ev. Zimt

Butter in einem Topf schmelzen, Dinkelgrieß einrühren und mit Milch aufgießen. Unter ständigem Rühren aufkochen, mit Rohrzucker und ev. Zimt bestreut servieren.

Tipp: *Dazu kann auch eine Vanillesoße gereicht werden.*

Kaiserschmarren

225 g Dinkelmehl
400 ml Milch
3 Eier
Salz

Rapsöl zum Ausbacken

Alle Zutaten zu einem geschmeidigen Teig verrühren und ca. 20 Minuten bei Zimmertemperatur rasten lassen.

In einer Pfanne Rapsöl erhitzen, das heiße Öl in eine Tasse ausgießen, die Hälfte des Teiges in die Pfanne geben und nach dem Stocken mithilfe einer Gabel in grobe Stücke reißen. Die Stücke rundum goldgelb braten.

Tipp: *Dazu passt ausgezeichnet Kirschenkompott oder Apfelmus.*

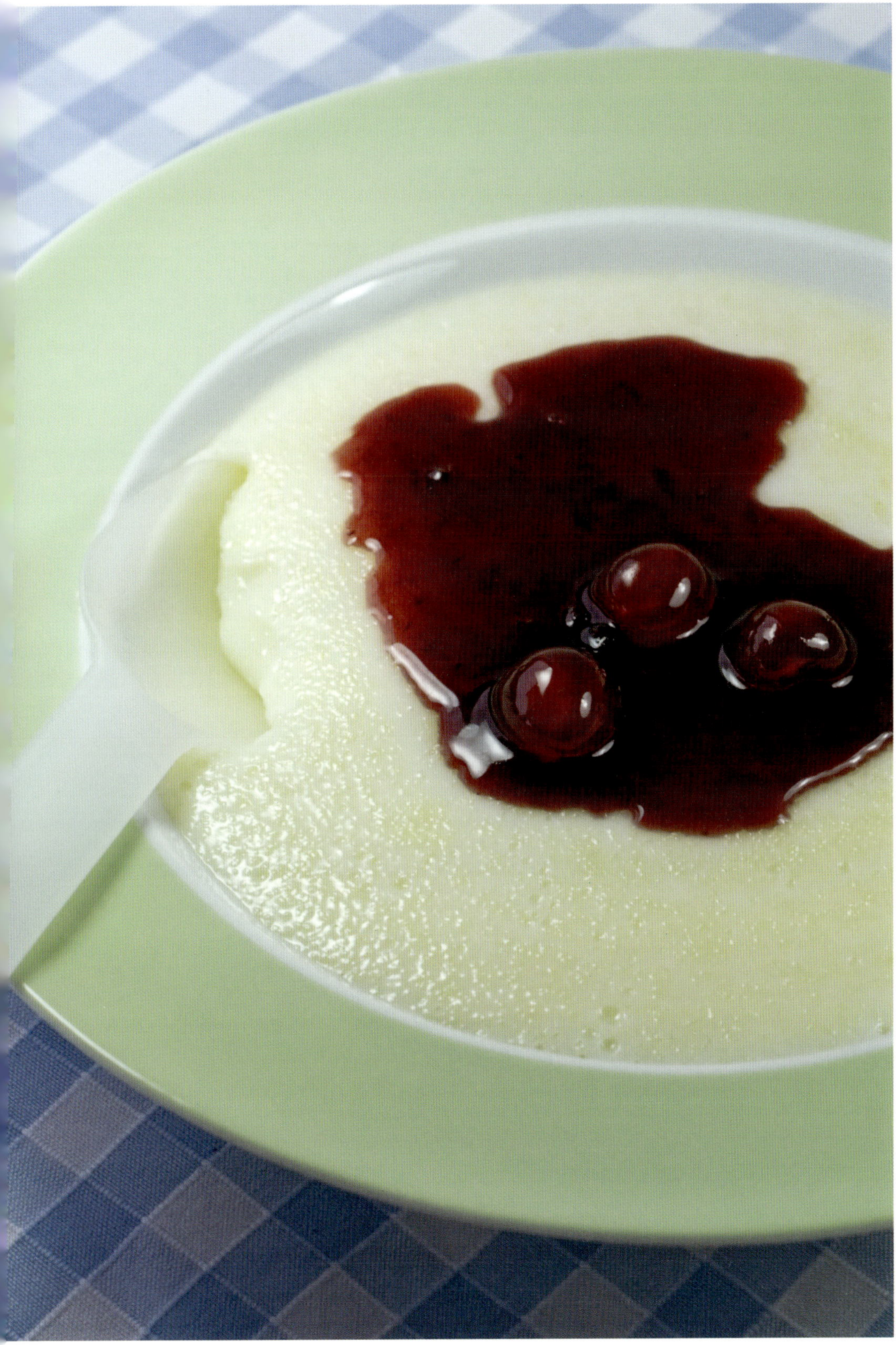

Topfennockerl

Für die Nockerlmasse:
25 g weiche Butter
75 g Dinkelgrieß
1 Ei
250 g Topfen (Quark)
Prise Salz

Olivenöl und Salz für das Kochwasser

Für die Mohn-Zucker-Mischung:
150 g geriebener Mohn
Staubzucker nach Belieben (Puderzucker)

Die Zutaten für die Nockerln mit einem Handmixgerät gut verrühren. Einen großen Topf mit Wasser zum Kochen bringen, salzen und etwas Olivenöl beimengen. Mit einem kleinen Löffel Nockerln stechen und ins kochende Wasser geben. Die Nockerln so lange kochen, bis sie oben schwimmen. Herausheben und mit der Mohn-Zucker-Mischung bestreut servieren.

Tipp: *Statt mit der Mohn-Zucker-Mischung können Sie die Nockerln auch mit Butterbröseln reichen.*

Variation: Himbeer-Knöderl

Aus dem Teig flache Fladen formen, in die Mitte eine Himbeere setzen und zu einem Knöderl formen. In Dinkelmehl wälzen und im kochenden Salzwasser 8 bis 10 Minuten leicht kochen.

Kleine Krapfen

500 g Dinkelmehl
4 Dotter (Eigelb)
60 g Rohrzucker
60 g warme Butter
250 ml Milch
1 Pkg. Weinsteinbackpulver

Rapsöl zum Ausbacken
ev. Marillenmarmelade (Aprikosenkonfitüre)

Die Zutaten gut mit einem Handmixgerät verrühren und mit bemehlten Händen kleine Krapfen formen.

In einer Pfanne mit heißem Rapsöl auf mittlerer Stufe langsam beidseitig backen.

Dazu kann Marillenmarmelade gereicht werden.

Hinweis: *Diese Süßspeise ist nichts für akute Magenbeschwerden. Allerdings sind für die Pflege von empfindlichen Mägen diese selbst gemachten Krapfen sehr bekömmlich und werden meist besser vertragen als industriell hergestellte Mehlspeisen.*

Tipp: Striezel (Zopf)
Mit dem Krapfenteig kann auch ein Striezel geformt werden. Dafür aus dem Teig mit nassen Händen dünne Rollen formen und mit jeweils 3 Fäden einen Zopf flechten. Auf ein mit Backpapier ausgelegtes Backblech legen, im vorgeheizten Backrohr bei 150 Grad backen. Nach 10 Minuten mit Wasser, nach 20 Minuten mit verquirltem Ei bestreichen, danach noch 3 bis 5 Minuten überbacken.

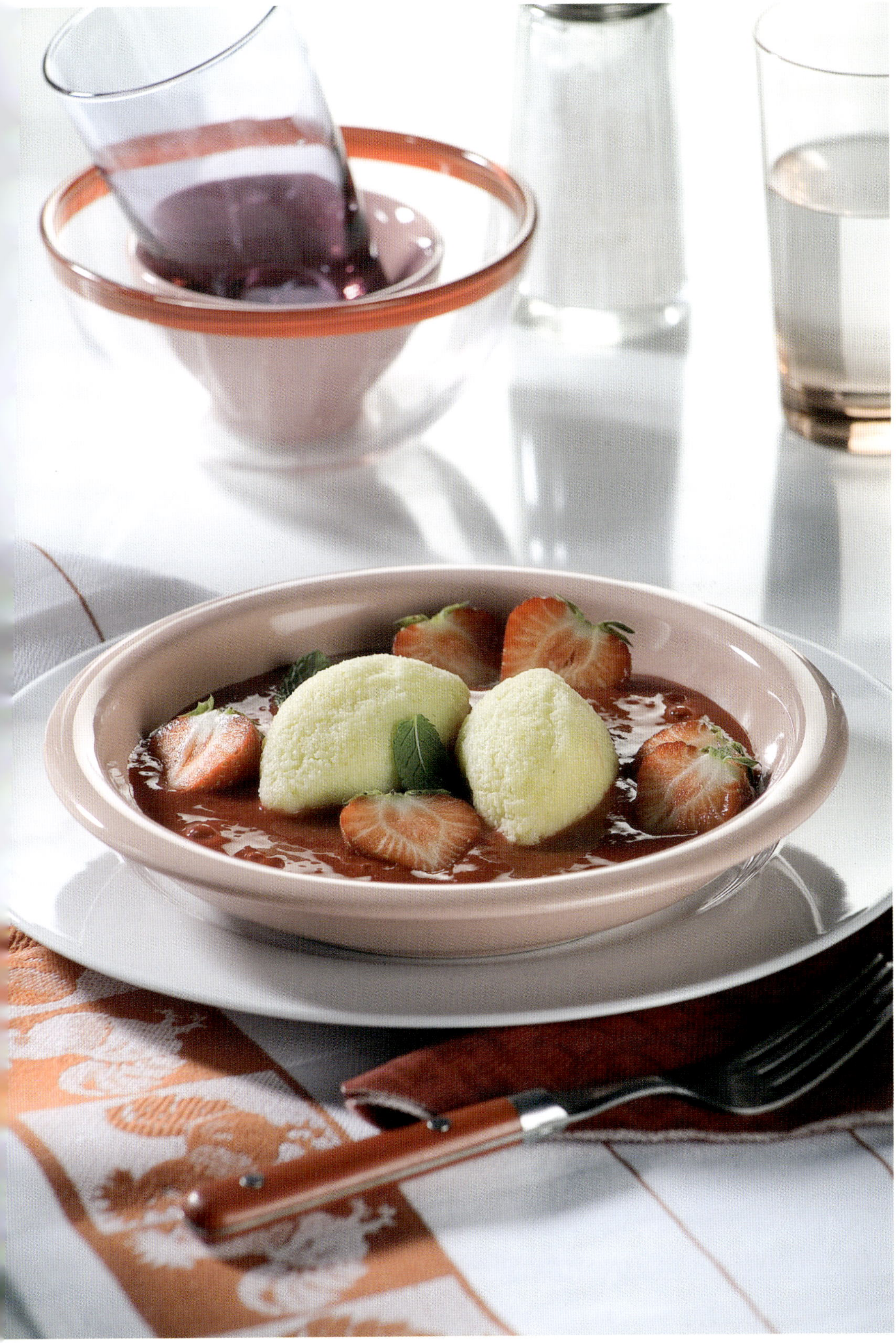

Kirscheis

1 kg reife Kirschen
500 ml Schlagobers (Sahne)

Die Kirschen waschen, entstielen und entkernen. In einem Topf die Kirschen mit dem Pürierstab fein pürieren und das flüssige Schlagobers unterrühren. In einer Eismaschine zu Eis rühren. In kleinen Behältern portionsweise einfrieren.

Tipp: *Frieren Sie etwas Kirscheis in Eiswürfelförmchen ein. So können Sie kleine Portionen gut entnehmen und zum Verfeinern bzw. Dekorieren vieler Süßspeisen verwenden. So kann z. B. mit etwas aufgetautem Kirscheis eine rosarote Creme für eine Torte hergestellt werden. Oder Sie geben einen Würfel Kirscheis zur Topfen-Joghurt-Creme (S. 110) oder in geschlagenes Schlagobers.*

Zwetschken-Topfen-Knödel

Für den Knödelteig:
50 g Butter
50 g Kartoffelmehl
90 g Dinkelgrieß
60 g Dinkelbrösel ohne Hefe (Paniermehl)
3 Eier
500 g Topfen (Quark)
Salz

10 Zwetschken, gewaschen und abgetrocknet
Dinkelmehl

Für die Butterbrösel:
60 g Dinkelbrösel ohne Hefe (Paniermehl)
10 g Butter

Alle Zutaten zu einem geschmeidigen Teig zügig verarbeiten und 15 Minuten kalt stellen. Die entkernten Zwetschken mit Teig umhüllen und in Dinkelmehl wälzen.

In einem großen Topf 1,5 l Wasser zum Kochen bringen, salzen und die Knödel ca. 5 Minuten siedend kochen.

Für die Butterbrösel in einer Pfanne die Butter schmelzen lassen und die Dinkelbrösel kurz anrösten.

Fertige Knödel in den Butterbröseln schwenken und servieren.

Tipp: *Sie können die Knödel auch mit Marillen (Aprikosen) zubereiten.*

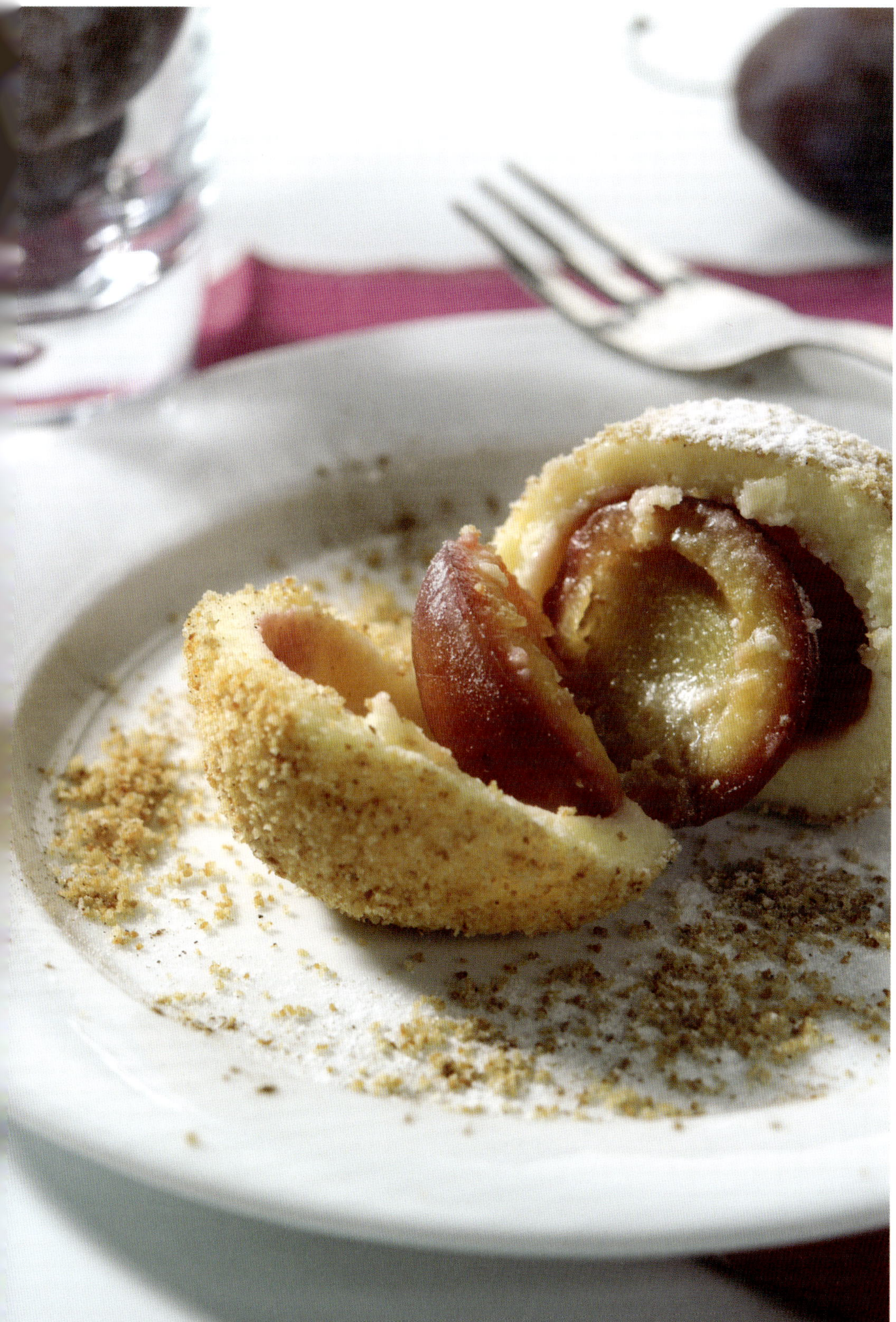

Palatschinken (Pfannkuchen)

225 g Dinkelmehl
550 ml Milch
3 Eier
Salz

Rapsöl zum Ausbacken

Alle Zutaten zu einem geschmeidigen Teig verrühren und ca. 20 Minuten bei Zimmertemperatur rasten lassen.

In einer Pfanne Rapsöl erhitzen, das heiße Öl in eine Tasse ausgießen, mit einem Schöpflöffel Teig in die heiße Pfanne geben und gleichmäßig durch Schwenken der Pfanne verteilen. Backen, bis die Oberfläche trocken ist, und wenden. Kurz backen lassen, herausheben und auf einem warmen Teller warm stellen.

Wieder Öl in die Pfanne gießen, durch Schwenken verteilen und wieder ausgießen, Teig wie oben beschrieben backen.

Die fertigen Palatschinken mit Marillenmarmelade (Aprikosenkonfitüre) oder Topfen-Joghurt-Creme füllen.

Für die **Topfen-Joghurt-Creme** 250 g Magertopfen (Quark) und 250 g Vanillejoghurt zu einer geschmeidigen Masse verrühren.

Tipp: *Benötigen Sie eine größere Menge Palatschinken, dann nehmen Sie 375 g Dinkelmehl, 750 ml Milch, 5 Eier und Salz.*

Variationen:

Überbackene Topfenpalatschinken mit Vanillesoße

Für die Füllung 250 g Vanillejoghurt mit 250 g Topfen (Quark) cremig verrühren und die fertigen Palatschinken damit füllen. Die Vanillesoße (aus dem Reformhaus!) nach Anleitung zubereiten.

Die Palatschinken in eine feuerfeste, mit Backpapier ausgekleidete Form setzen und mit der Vanillesoße übergießen.

Im vorgeheizten Backofen bei 150 Grad 20 bis 25 Minuten backen.

Äpfel im Schlafrock

Zum Palatschinkenteig noch etwas Dinkelmehl geben, bis der Teig zähflüssig ist.

5 Äpfel schälen und in Scheiben schneiden, mit einer Gabel die Obststücke durch den Teig ziehen und in einer heißen Pfanne mit Rapsöl rundherum goldgelb braten.

Auf einem Teller mit Krepppapier abtropfen lassen.

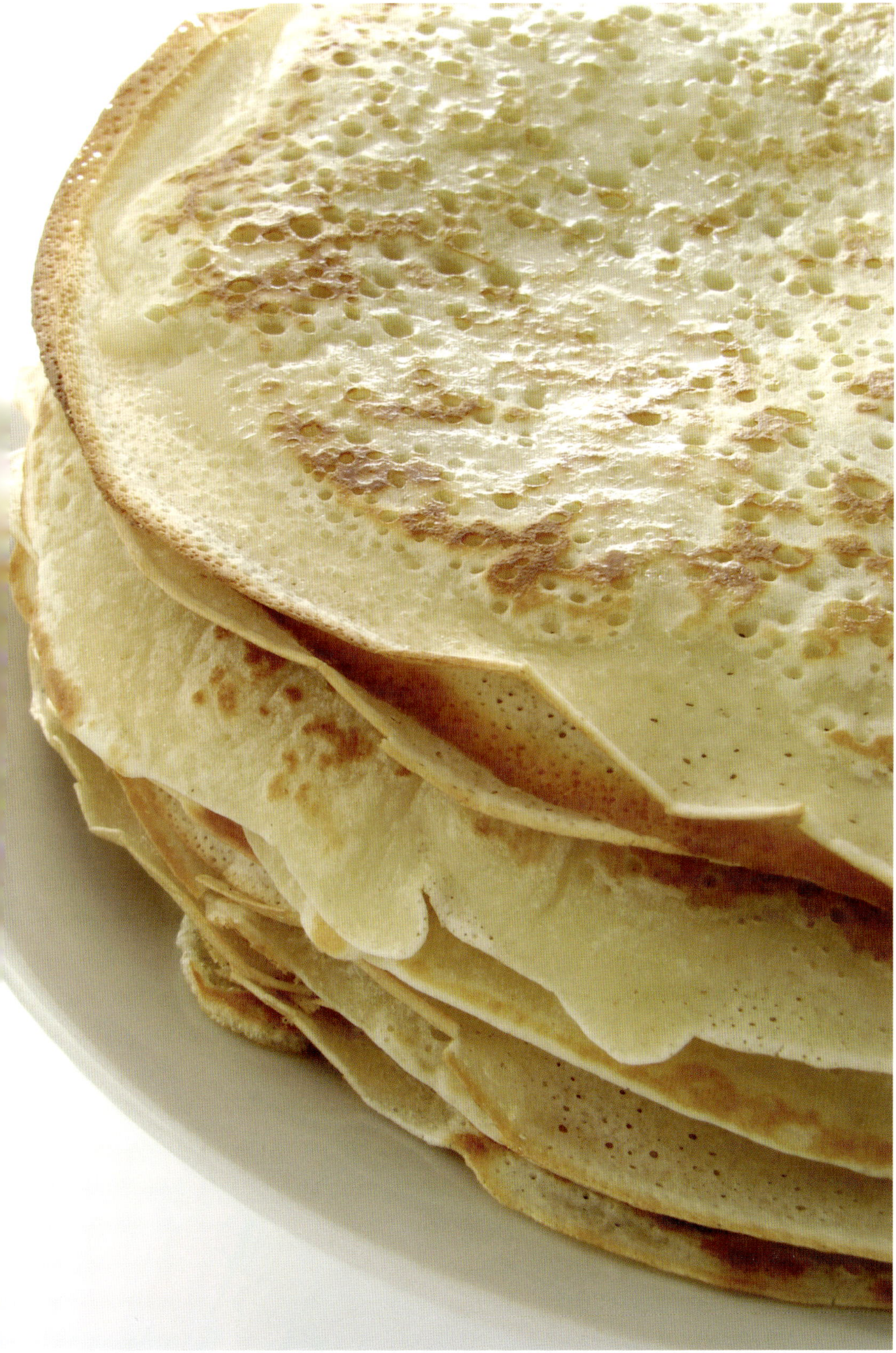

Kuchen, Torten und Gebäck

Selbst gemachte Kuchen und Torten aus Dinkelmehl, Eiern, Rohrzucker und Mandeln, Mohn oder Kokos werden im Allgemeinen sehr gut vertragen. Nicht zu empfehlen sind weißer Zucker, Schokolade, Walnüsse.

Apfelkuchen

250 g Butter
250 g Dinkelvollkornmehl
5 Eier
200 g Rohrzucker
200 g Mandeln
1/2 Pkg. Weinsteinbackpulver
1 Pkg. Bourbon-Vanillezucker
80 ml Wasser
5 – 10 Äpfel

Alle Zutaten gut verrühren und den Teig auf ein mit Backpapier belegtes Backblech streichen. Die Äpfel schälen, in kleine Scheiben schneiden und fächerförmig auf den Kuchen legen.

Im vorgeheizten Backrohr bei 200 Grad 25 bis 30 Minuten backen.

Kranzkuchen

250 g weiche Butter
250 g Rohrzucker
1 Pkg. Bourbon-Vanillezucker
1/2 Pkg. Weinsteinbackpulver
5 Eier
180 g Dinkelmehl
120 g geriebene Mandeln
120 g Vanillejoghurt

Butter und Zucker cremig rühren, Eier hinzufügen, ebenso die anderen Zutaten, die Masse 3 Minuten auf höchster Stufe schlagen.

In eine mit Rapsöl bepinselte Kranzform füllen und im vorgeheizten Backofen bei 180 Grad 30 bis 40 Minuten backen.

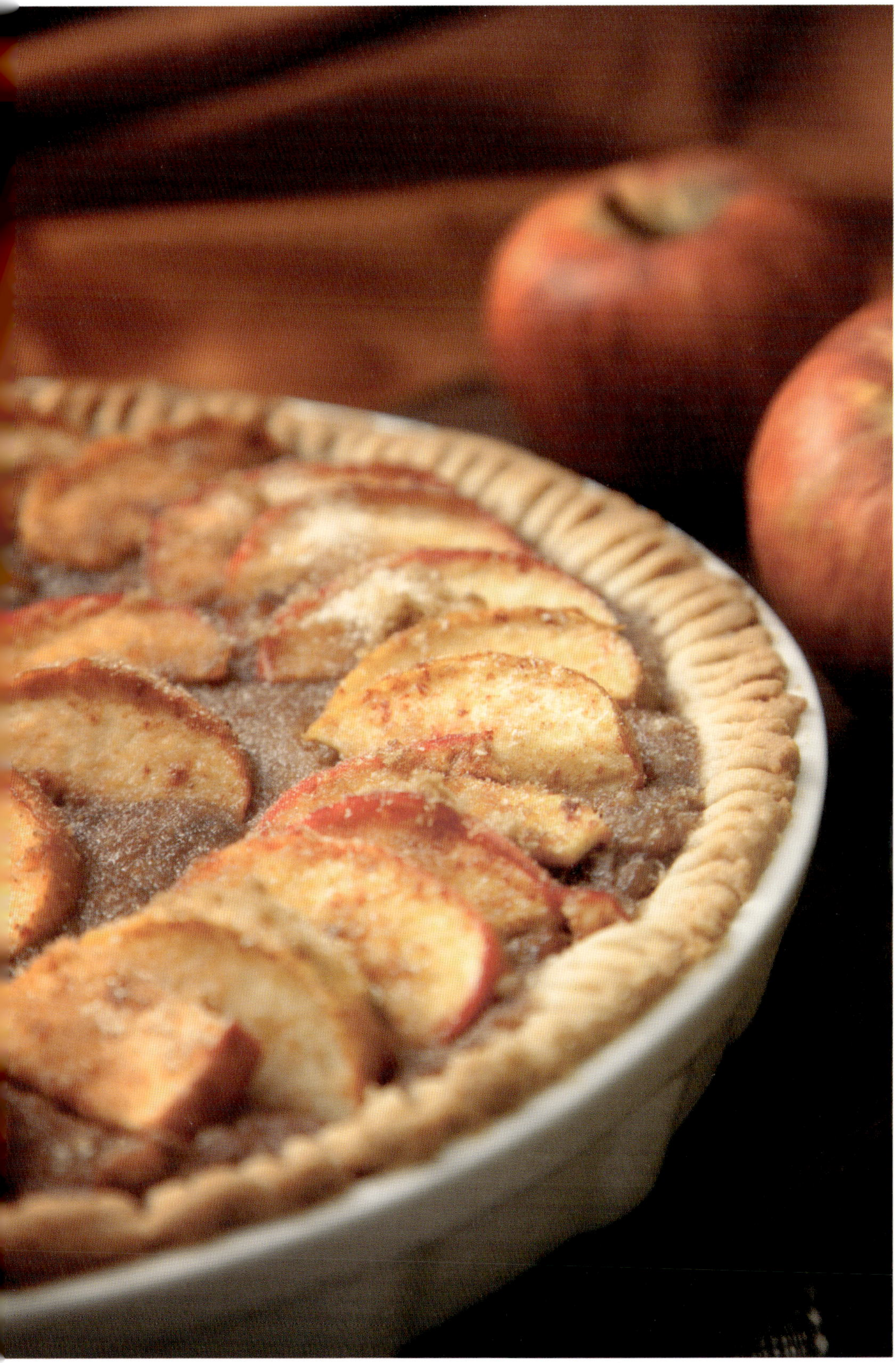

Mandel-Kastenkuchen

200 g Dinkelmehl
200 g Rohrzucker
200 g geriebene Mandeln
125 ml Rapsöl
125 ml Wasser
3 Eier
1/2 Pkg. Weinsteinbackpulver
1 Pkg. Bourbon-Vanillezucker

Den Backofen auf 180 Grad vorheizen.

Alle Zutaten auf höchster Stufe mit einem Handmixgerät ca. 5 Minuten schlagen.

Eine Kastenform mit Rapsöl bestreichen, die Kuchenmasse einfüllen und ca. 45 Minuten bei 180 Grad backen.

Marillen-Mohn-Kuchen

4 Eiklar (Eiweiß)
140 g Rohrzucker
140 g Dinkelmehl
70 g geriebene Mandeln
70 g Mohn
200 g weiche Butter
15 reife Marillen (Aprikosen), gewaschen und abgetrocknet

Aus den 4 Eiklar Schnee schlagen.
Die restlichen Zutaten vermengen und mit einem Handmixgerät bzw. mit der Küchenmaschine 5 Minuten auf höchster Stufe schlagen. Zuletzt den Schnee vorsichtig unterheben.

Ein Backblech mit Backpapier belegen, mit dem Teig bestreichen und mit Marillenvierteln belegen.

Im vorgeheizten Backofen bei 180 Grad 30 bis 35 Minuten backen.

Mandelgugelhupf

4 Eier
200 g weiche Butter
200 g feiner Rohrzucker
200 g Dinkelmehl

Den Backofen auf 180 Grad vorheizen.

Alle Zutaten 4 Minuten auf höchster Stufe schlagen.

Die Masse in eine mit Rapsöl bestrichene Gugelhupfform füllen und bei 180 Grad ca. 50 Minuten backen.

Brezeln

100 g warme Butter
4 Eidotter (Eigelb)
200 g Dinkelmehl
1/2 Pkg. Weinsteinbackpulver
Salz
Eiklar (Eiweiß)

Alle Zutaten zu einem glatten Teig verarbeiten. Aus kleinen Teigstücken eine dünne Rolle machen und Brezeln formen. Diese mit Eiklar bestreichen und im vorgeheizten Backrohr bei 170 Grad ca. 20 Minuten backen.

Tipp: Süße Brezeln
Statt 200 g Dinkelmehl nur 150 g verwenden und dafür 50 g Rohrzucker beigeben.

Mandel-Mohn-Törtchen (Muffins)

für 20 bis 24 Stück

2 Becher Vanillejoghurt
1 1/2 Becher geriebene Mandeln
1 Becher geriebener Mohn
2 Becher Dinkelmehl
1 1/2 Becher Rohrzucker
6 Eier
1 Becher Rapsöl
1 Pkg. Bourbon-Vanillezucker
ev. 1 Pkg. Weinsteinbackpulver

Alle Zutaten vermengen und die Masse auf höchster Stufe ca. 4 Minuten schlagen. Anschließend in kleine, mit Rapsöl bepinselte Muffin-Förmchen gießen. Im vorgeheizten Backofen bei 180 Grad 20 bis 30 Minuten backen.

Tipp: *Es gibt kleine Törtchen-Formen mit unterschiedlichstem Dekor, z. B. kleine Gugelhupf-Formen, Blüten-Formen etc. Dann wird die Oberseite des Kuchens als Unterseite in der Form gebacken.*

Wenn Sie herkömmliche Muffin-Formen verwenden, sehen die kleinen Kuchen besonders nett aus, wenn Sie buntes Muffin-Papier verwenden.

Um zu bewirken, dass der Muffin schön aufgeht und eine Krone bekommt, sollten Sie der Masse 1 Pkg. Weinsteinbackpulver zufügen.

Vanille-Mandel-Torte

Für die Tortenmasse:
1 Becher Vanillejoghurt
1 Becher geriebene Mandeln
1 Becher Dinkelmehl
1 Becher Rohrzucker
3 Eier
1/2 Becher Rapsöl
1 Pkg. Bourbon-Vanillezucker

Zum Dekorieren:
Marillenmarmelade (Aprikosenkonfitüre)
250 ml Schlagobers (Sahne)
250 g Topfen (Quark)
1 Becher Vanillejoghurt

Zuerst die Eier in die Rührschüssel geben und alle weiteren Zutaten hinzufügen. Dann mit einem Handmixgerät bzw. einer Küchenmaschine – am besten mit dem Schneebesen – auf höchster Stufe ca. 5 Minuten schlagen.

Die Masse in eine mit Rapsöl bestrichene Tortenform füllen und im vorgeheizten Backofen bei 180 Grad ca. 35 Minuten backen.

Die Torte nach dem Auskühlen in der Mitte durchschneiden und mit Marillenmarmelade füllen, zusammensetzen und auch oben und an der Seite mit Marillenmarmelade bestreichen.

Schlagobers steif schlagen, Vanillejoghurt und Topfen vorsichtig unterheben. Diese Masse in einen Spritzbeutel füllen und die Torte dekorieren.

Sofort im Kühlschrank kalt stellen.

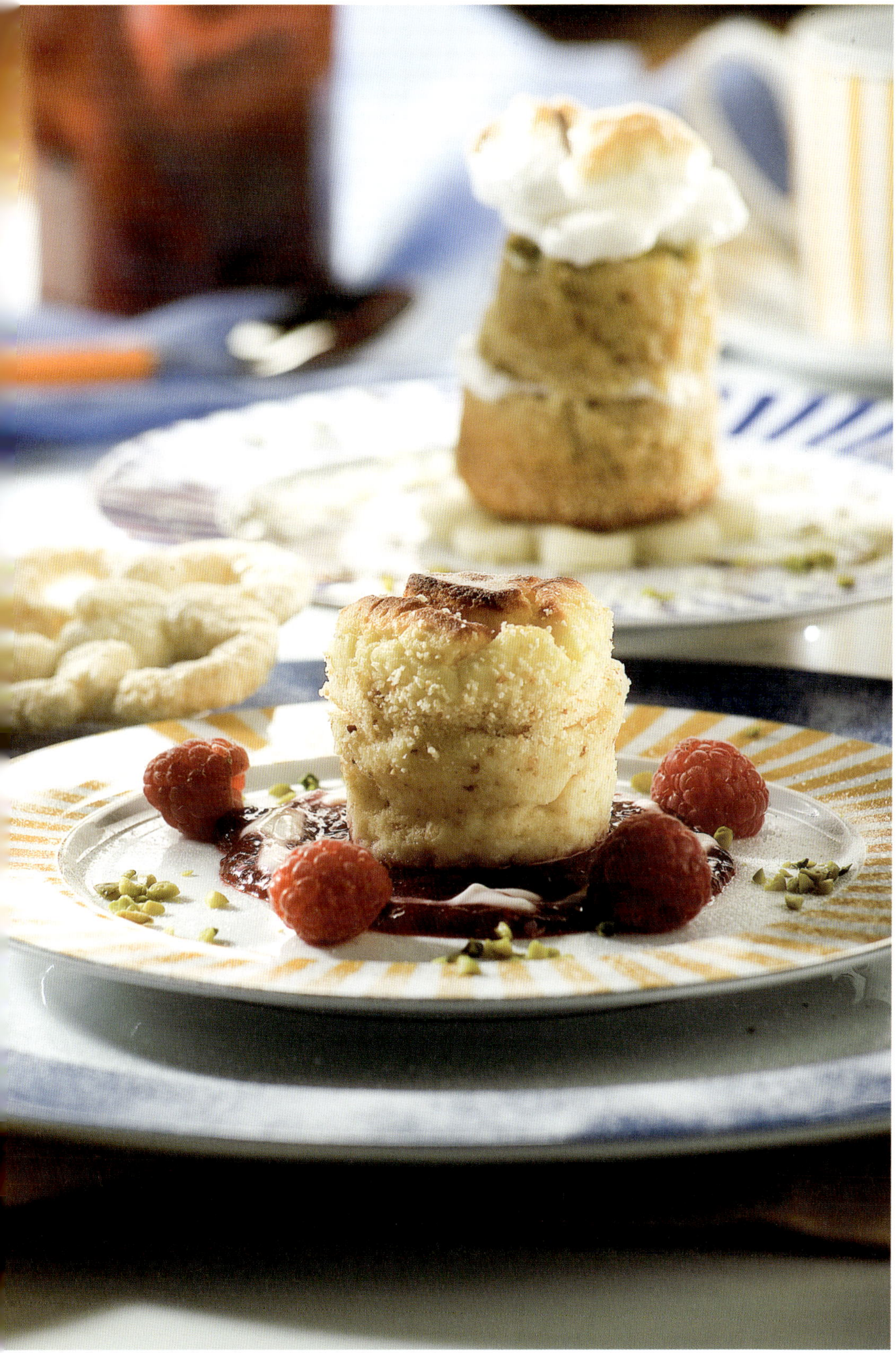

Mürbteigkekse

300 g Dinkelmehl
200 g weiche Butter
100 g Rohrzucker
3 Dotter (Eigelb)

Die Zutaten zu einem geschmeidigen Teig verkneten und mindestens 1 Stunde im Kühlschrank rasten lassen.

Den Backofen auf 200 Grad vorheizen.

Auf einer mit Dinkelmehl bemehlten Arbeitsfläche den Teig dünn ausrollen, Kekse ausstechen und auf mit Backpapier belegte Backbleche legen.

Bei 200 Grad 5 bis 10 Minuten (je nach gewünschtem Bräunungsgrad) backen.

Tipp: *Das übrig gebliebene Eiklar (Eiweiß) kann für Mandel- oder Kokosmakronen verwendet werden.*

Brandteigschnitten

Für den Teig:
100 g Butter
250 ml Milch oder Wasser
150 g Dinkelmehl
1/3 Pkg. Weinsteinbackpulver
5 Eier

Für die Creme:
500 g Topfen (Quark)
380 g Vanillejoghurt

Butter und Milch (bzw. Wasser) zum Sieden bringen, sofort das Mehl unter ständigem Rühren langsam zufügen. Rasch die Eier dazugeben und auf der heißen Platte noch weiterrühren („abbrennen" des Teiges). Sobald der Teig eine geschmeidige Konsistenz aufweist, wird er auf ein mit Backpapier belegtes Backblech gestrichen und im vorgeheizten Backofen bei 225 Grad 15 bis 20 Minuten gebacken.

Für die Creme Joghurt mit Topfen verrühren.

Nach dem Auskühlen die Brandteigplatte in 4 Streifen schneiden (ca. 30 cm lang), eine Kastenform mit Klarsichtfolie auslegen und im Wechsel Teigstreifen und Creme in die Form schichten, wobei mit einem Teigstreifen abgeschlossen wird. 1 bis 2 Stunden kalt stellen.

Tipp: *Sie können Früchte nach Belieben verwenden. Die Obststücke können ganz bleiben oder mit der Creme zu einer Fruchtcreme püriert werden.*

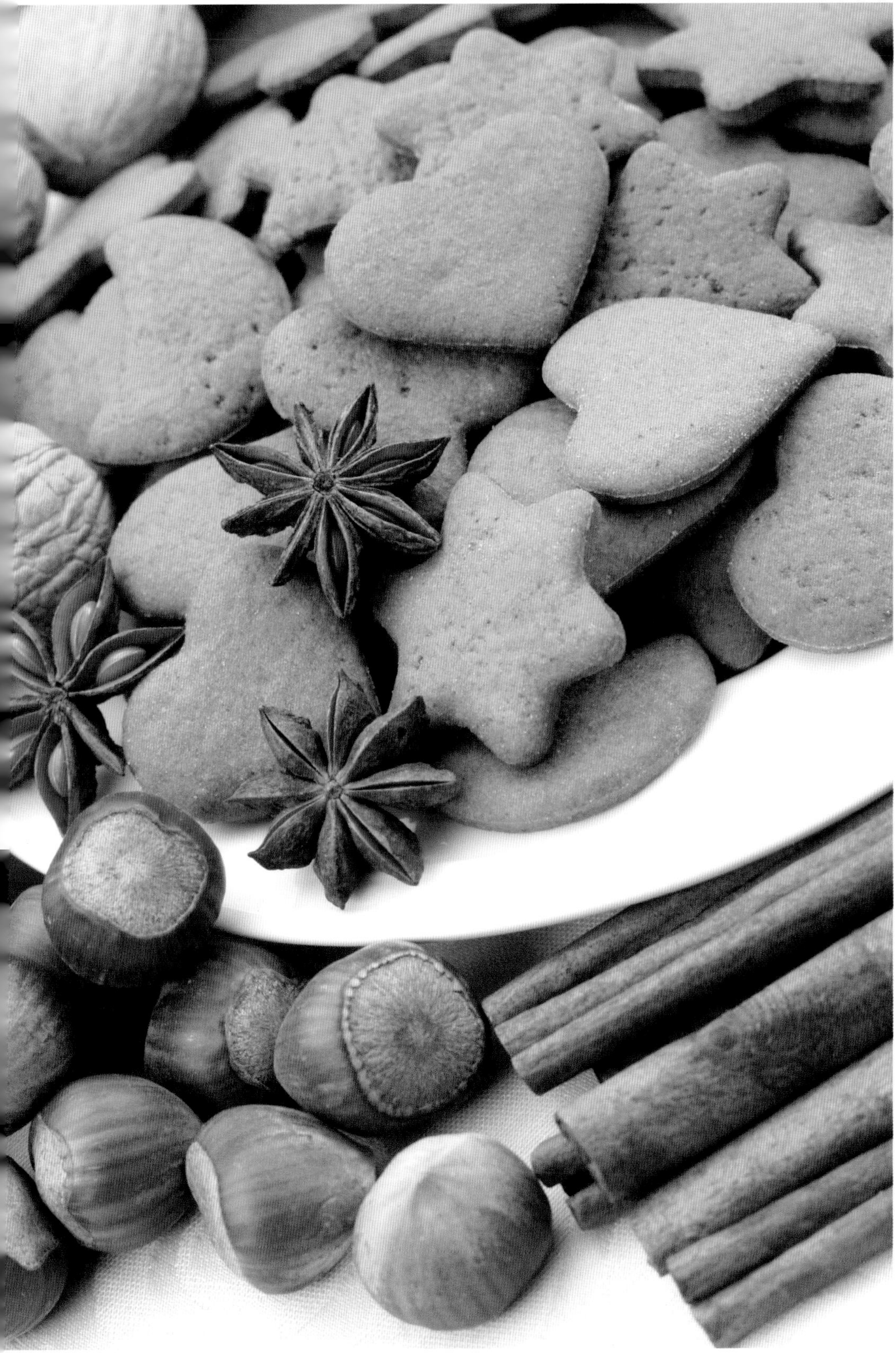

Imbiss

Selbst zubereitete Aufstriche aus Topfen (Quark) und Joghurt sind besser verträglich als fertige, da keine Zusatzstoffe, Geschmacksverstärker oder Ähnliches enthalten sind.

Basis für einen Aufstrich

375 g Magertopfen (Quark)
125 g Naturjoghurt
80 g Mayonnaise
Senf, Salz, Pfeffer

Alle Zutaten cremig verrühren und zu einem Aufstrich weiterverarbeiten.

Variationen:

Basilikumaufstrich

Gehacktes Basilikum beimengen.

Schinken-Käse-Aufstrich

100 g Toastschinken
100 g Edamer oder Gouda
Kräuter nach Belieben

Den Schinken und den Käse klein schneiden und unter die Aufstrichbasis mengen. Mit Kräutern abschmecken.

Käseaufstrich

150 g Käse je nach Belieben
(Pizzakäse, Butterkäse, Gorgonzola etc.)
Kräuter nach Belieben

Den Käse klein schneiden und unter die Aufstrichbasis mengen. Mit Kräutern abschmecken.

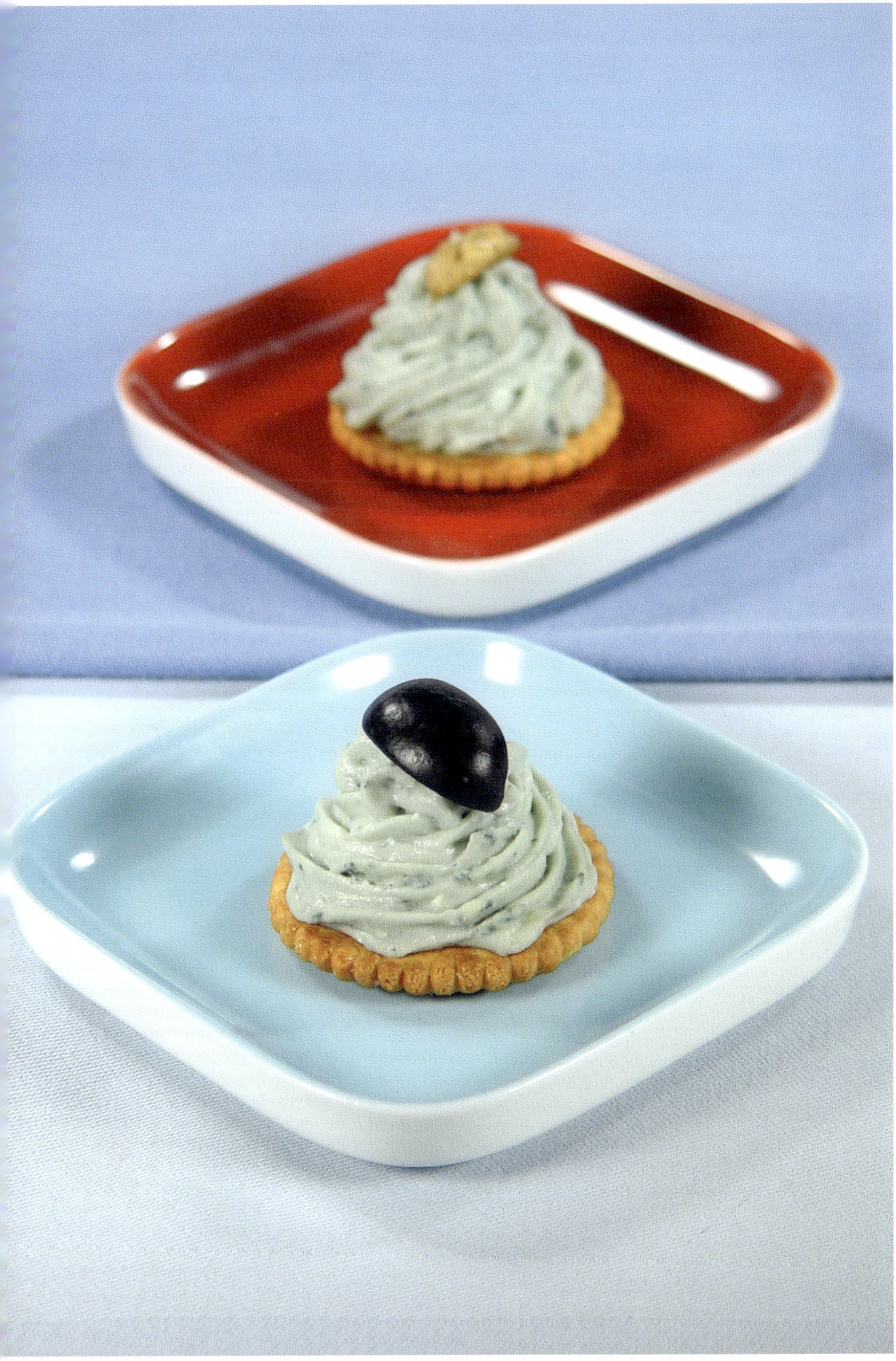

Kürbiskernaufstrich

200 g Ricotta
4 EL Kürbiskernöl
einige gehackte Kürbiskerne

Den Ricotta mit dem Kürbiskernöl cremig rühren und gehackte Kürbiskerne unterheben.

Kräuteraufstrich

500 g Magertopfen (Quark)
125 g Naturjoghurt
Senf
Basilikum, Petersilie

Topfen mit Joghurt cremig verrühren, etwas Senf unterrühren, die Kräuter dazugeben.

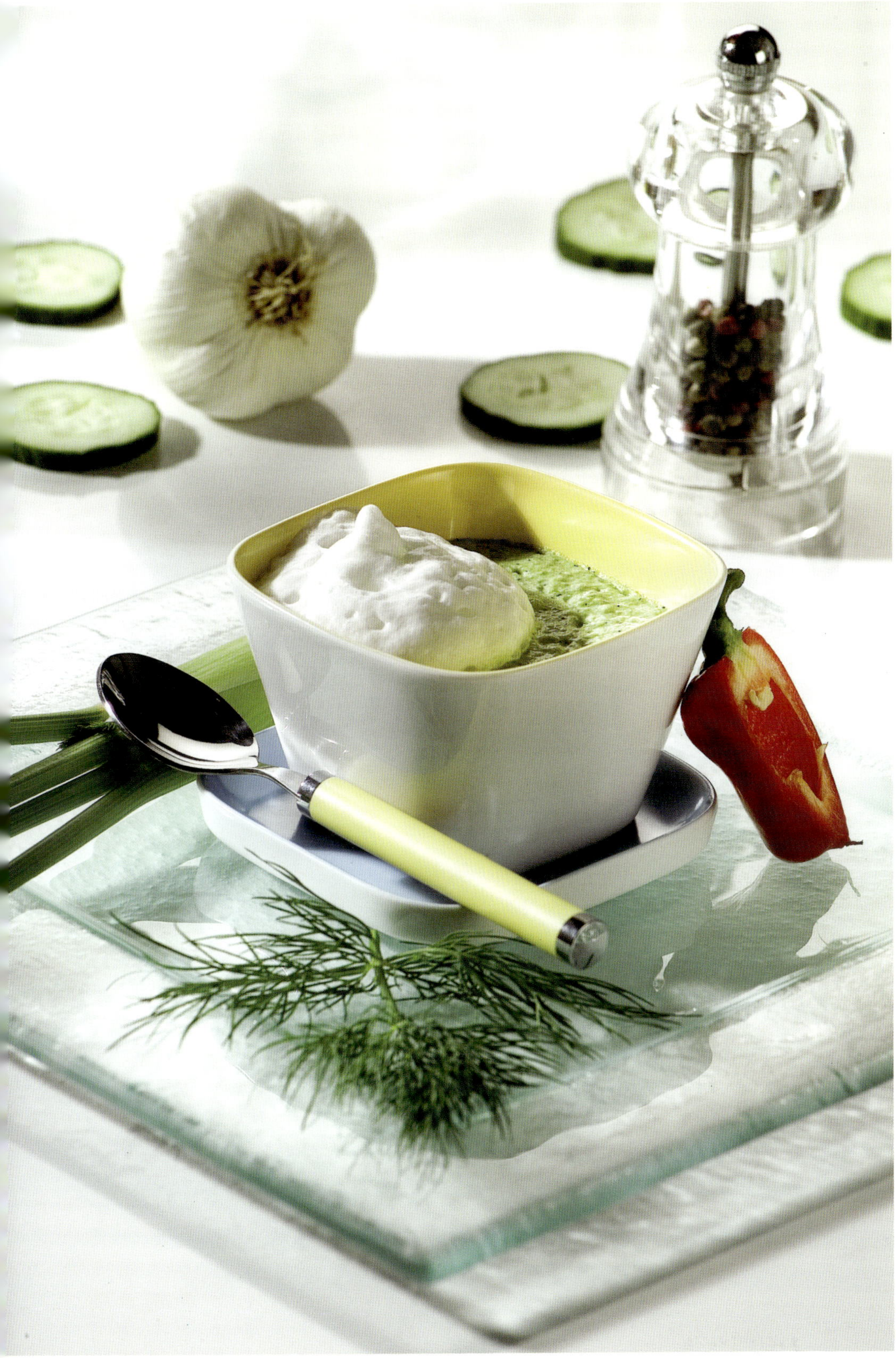

Schinkenrollen

8 Scheiben Schinken
250 g Topfen (Quark)
50 g Naturjoghurt
Senf
1 TL Kren (Meerrettich)

Den Topfen mit dem Joghurt, dem Senf und dem Kren cremig verrühren. Den Schinken auflegen, mit der Topfenmasse bestreichen und einrollen.

Tipp: *Mit Oliven aus dem Glas servieren.*

Warme Ofenbrote

200 g klein geschnittener Toastschinken
200 g geriebener Mozzarella oder Pizzakäse
200 g weiche Butter
20 g Mayonnaise
Kräuter (Petersilie, Basilikum, Schnittlauch ...)
Salz

Roggenbrot, hefefrei

Die Zutaten mit einem Handmixgerät zu einem Aufstrich verarbeiten, dünn geschnittene Roggenbrote damit bestreichen und im vorgeheizten Backrohr bei 180 Grad 5 bis 10 Minuten überbacken.

Tipp: *Dazu passt z. B. eine frische Honigmelone.*

Anhang

Es gibt Medikamente, die – unsachgemäß verwendet – zu Magenproblemen führen können:
Dazu zählen z. B. folgende Medikamente gegen Grippe, Migräne, Rheuma und Schmerzen:

Actol	Diclobene	Inalgon	Montamed	Rheumesser
Algobene	Diclofenac	Indobene	Movalis	Rheumon
Ambene	Diclomelan	Indocid	Naprobene	Seractil
APA	Diclostad	Indomelan	Naproxen	Sigmalin
Ascorbisal	Dolgit	Indometacin	Neokratin	Spasmo Inalgon
Aspirin	Dolokapton	Influbene	Nervan	Spasmoplus
ASS Genericon	Dolocod	Influvidon	Nisicur	Synkapton
Avallone	Dolonerv	Irocopar	Novalgin	Tiloctil
Avamigran	Duaneo	Iromin	Nycopren	Tonopan
Brexin	Felden	Irritren	Paracetamol	Tratul
Brufen	Fenaren	Keprodol	Parkemed	Trimedil
Buscopan comp.	Flexidin	Ketazon	Pirocam	Toximer
Butazolidin	Fluniget	Liman	Piroxicam	Voltaren
Cafergot	Froben	Magluphen	Piroxistad	
Clotam	Ibuprofen	Mexalen	Profenid	
Dedolor	Ibopron	Migril	Proxen	(Tabelle nach Karl F. Maier, Sodbrennen und Gastritis)
Deflamat	Imbun	Miranax	Ralicid	

Gerinnselvorbeugende Mittel können ebenfalls – unsachgemäß verwendet – zu Magenbeschwerden führen. Dazu zählen:

Colfarit	ThromboASS	Tiklid	Alle Kortisone
Corsalbene	Thrombosantin	Plavix	

(Tabelle nach Karl F. Maier, Sodbrennen und Gastritis)

Ein **Magengeschwür** kann durch Kortison und durch fast alle Schmerz-, Grippe-, Rheumamittel ausgelöst werden.
Es gibt mittlerweile auch „neue Medikamente", die bereits einen **Magenschutz** enthalten:
Dazu zählen Celebrex, Vioxx, Arthrotec, Marcoumar, Sintrom, Phenyrocoumon, Warferin.

Quellen- und Literaturverzeichnis

BANKHOFER, HADEMAR, Fit und vital in den Frühling, Kneipp Verlag, Leoben, 2004, 6. Auflage

FÖRDER, GABRIELE/NEUENFELD, GABRIELE, Kinesiologie, GU Verlag, München, 4. Auflage, 2002

KIEFER, INGRID/ZIFKO, UDO, brainfood – Fit im Kopf durch richtige Ernährung, Kneipp Verlag, Wien, 4. Auflage, 2007

KIEFER, INGRID/LALOUSCHEK, WOLFGANG, Stressfood, Kneipp Verlag, Wien, März 2009, 1. Auflage

LANGEN, DIETRICH, Autogenes Training, GU Verlag, München, 7. Auflage, 2004

LEIBOLD, GERHARD, Fußmassage Reflexzonentherapie am Fuß, Falken Verlag, 1984

MAIER, KARL F., Sodbrennen und Gastritis, Kneipp Verlag, Leoben 2004, 5. Auflage

PFEIFFER, AMREI, Magen und Darm natürlich behandeln, GU Verlag, 8. Auflage, 2007

SCHMID-BODE, WILHELM, 4 Stresstypen und vier Wege zur Gelassenheit, GU Verlag, 5. Auflage, 2008

TEMPELHOF, SIEGBERT, Osteopathie, GU Verlag, München, 5. Auflage, 2005

WAGNER, FRANZ, Reflexzonenmassage, GU Verlag, München, 4. Auflage, 2001